ビタミンC健康法

元気で長生きするために

三石 巌
MITSUISHI Iwao

健康基本知識シリーズ 2

本書は『ビタミンC健康法』（講談社　１９７７年）の後に出版された『ビタミンCのすべて三石巌全業績　8』（現代書林　１９８８年）を改訂して出版したものである。改訂にあたっては、阿部皓一氏（日本ビタミン学会功労会員）が原著と現在の科学常識との整合性をチェックした。原著の内容に問題はなかったのでそのままとし、新たに定められた学術用語、科学用語および行政官庁発表の基準値を変更した。また、当社編集部において漢字仮名遣いおよび表現を現代のものに一部変更した。

［変更した用語］
助酵素→補酵素
分裂病→統合失調症
前核細胞→原核細胞

［基準値］
ビタミンC一日必要量50ミリグラム→ビタミンC一日推奨量１００ミリグラム
（厚生労働省策定の「日本人の食事摂取基準」による）

「ビタミンC健康法」の編集に際して

日本ビタミン学会功労会員　**阿部皓一**

「ビタミンC健康法」の改訂版を出版するに際して、三石巌先生のご令嬢の株式会社メグビーの笹木多恵子社長から、最新の科学と齟齬がないように訂正することを依頼され、旧版の「ビタミンCのすべて」を拝読しました。訂正する箇所が多いと思いましたが、訂正箇所はほとんどなく、原著の内容は最新の研究成果とほぼ一致しておりました。したがって、当時とは変更になっている学術用語、科学用語および行政官庁発表の基準値のみを変更しました。まことに楽な作業でした。

生物は、酸素を利用してエネルギーを産生することになり、副産物の活性酸素の毒性を軽減する必要性が生じました。そこで、第1次ディフェンスとして抗酸化酵素を創り出して、第2次ディフェンスとして水溶性の場ではビタミンC、脂溶性領域ではビタミンEを利用しました。ビタミンCは自身の抗酸化作用に加えて、ビタミンEの抗酸化作用の節約効果もあり、生体内の水溶性抗酸化物質の要といえます。さらに、骨や肌における重要なタンパク質であるコラーゲンの生合成酵素の補因子としても働きます。

本書は、ビタミンCの黎明期の記述から始まり、個々の不調に対するビタミンCの必要量、抗ウィルス・抗菌作用などの新しい切り口としての薬理作用、ガン・動脈硬化症・糖尿病・

公害病・精神病に対する作用、不妊症・白内障・アレルギー疾患との関係等を網羅的に記載されて、最後に「私とビタミンC」の項でビタミンCに対する三石巌先生の主義主張が述べられています。今までに読み終えたビタミンC関連の本に比べて、情報量の多さに圧倒されました。

三石巌先生の分子栄養学理論が基本となる本書は、生命現象を分子物理・化学的に科学思考することを基本としており、誰にでも分かり易く書かれています。実際に鉛中毒で糖尿病になり、ビタミンCの大量摂取をされている三石巌先生ゆえの迫力が感じられる傑作です。現在は、二重盲検法などによるエビデンスが第一義的に優先されていますが、栄養学では、本書に盛り込まれている個別症例の治癒過程からの判断も大切と思っています。

本書は、ビタミンCのすべてが網羅的に分かりやすく記述されており時代を超えた優れた書籍です。栄養学・薬学・医学を志す学生・社会人、医師・看護師・薬剤師・管理栄養士などの健康関連産業の従事者、健康維持を心がける一般消費者など、多くの人が是非、一読して、ビタミンCによる健康維持法を身に着けてほしいと思っています。

阿部皓一
薬学博士、日本ビタミン学会功労会員・元役職理事、脂溶性ビタミン総合委員会顧問、ビタミンB研究室参与、日本過酸化脂質・抗酸化物質学会幹事、武蔵野大学薬学部SSCI研究所分析センター長、国立成育医療研究センター臨床開発研究センター臨床研究監査室 監査役、三菱ケミカル株式会社ヘルスケアソリューションユニット テクニカルアドバイザー

目次

3 必要なビタミンCの量 …… 53

5 抗ウイルス作用と抗菌作用 113

プロローグ

　本書は講談社から刊行された『ビタミンC健康法』に全面的な改訂を施したものである。この本は、日本におけるビタミンCの最高権威である佐賀大学の村田晃教授の目に留まって評価の言葉をいただいた。そしてまた、東京多摩病院の松家豊院長をはじめとする多くの医師諸君、さらに10万に近い一般市民諸君に、ビタミンCの価値を知っていただいた。著者として十分に満足すべきものがあった。特に松家院長は入院患者にビタミンCを与え、感冒患者の減少、夜間譫妄《せんもう》や床ずれの著しい改善、死亡率の低下などを経験し、それが日本医事新報に発表されて、大きな反響を得た。同院長はこれを整理して、『ボケはビタミンCで治る』（1985年）、『長寿革命のビタミンC』（1986年）の二著を書かれている。

　『ビタミンC健康法』が出版されたのち、ビタミンCに関する研究は飛躍的に進んで、前記村田教授による『ビタミンC』（1982年）、メガビタミン主義運動の旗手ライナス・ポーリングによる『ポーリング博士の快適長寿学』（1986年）などにそれが紹介されている。本書を書くにあたって、これらの書物は大いに参考になった。この2人の友人に感謝の意を表する次第である。

　1985年秋、厚生省（現厚生労働省）筋は、ビタミンE・Cの摂り過ぎに対する警告を発した。そのような考えにどれほどの重みがあるかは、本書並びに『ビタミンEのすべて三石巌全業績７』によって理解されるはずである。
　情報化社会ともなれば情報は巷に溢れている。科学者の目による情報の厳正な選択なしには正しい判断はあり得ない。権力も真理を曲げることはできないのである。

三石　巌

＊本プロローグは『ビタミンCのすべて　三石巌全業績８』（現代書林１９８８年）のものをそのまま記載した。

1　ビタミンCにまつわる人物

セント＝ジェルジ・アルベルトとライナス・ポーリング

今の日本人なら、小学生でもビタミンCという言葉を知っているだろう。しかし、私の時代にはそうではなかった。ビタミンCの発見は、私が30歳の時だから当然の話である。

私がビタミンCという言葉に接したのは、おそらく新聞の家庭欄だったろう。そこには、ビタミンCが野菜や果物に含まれていること、その不足が壊血病の原因であることなどが書いてあったに違いない。しかし私にとって、壊血病という言葉も初耳であった。そんな病人を見たこともないのだから無理もない。そんな次第だから、ビタミンCの知識には三文の価値もなかった。

今の私は当時の私ではない。ビタミンCの価値を重大なものと考えるようになっているからだ。

ビタミンCについて考えるたびに、私の心の舞台に登場する2人の偉大な人物がいる。1人はその発見者のセント＝ジェルジ・アルベルト、1人はその価値を教えてくれた畏友ライナス・ポーリングである。前者はビタミンCの研究によってノーベル生理医学賞を、後者は化学結合論の研究によってノーベル化学賞を受けている。

ビタミンCが発見された1932年、私はセント＝ジェルジの名を知らなかった。しかし、ポーリングの名は知っていた。当時、我々物理学者の一部で、彼の研究は話題の中心にあったのである。その時私は、彼が私と同じ1901年の生まれとは全く知らなかった。彼は若くして世界に名をとどろかせた当代第一の科学者なのである。

ポーリングはただの科学者ではない。市民運動家でもある。反核のテーマの講演を、夫人と共に世界各国で100回以上もやっている。たった一人で反核の座り込みをホワイトハウス前でやったこともある。2回目のノーベル賞が彼の平和運動に対して授賞されたのは同慶の至りであった。

ポーリングは今、ビタミンCに関する知識の普及に、そしてまた、ビタミン大量摂取による健康の自主管理の勧めに、全力投球をしている。かつて友人が、私のことを「日本のポーリング博士だ」と言って、ニューヨーク医大のチョー教授に紹介したことがある。日本はアメリカより小粒の国だから、私が小粒でも我慢してもらえるだろう。

メガビタミン主義という言葉がある。これはコッファーの造語だそうだが、ポーリングも私もメガビタミン主義者ということになる。私がそんなこととも知らずにビタミンの大量摂取を始めたのは1961年のことである。ポーリングの場合は1963年のようだ。違うといえば違うが、結局、ポーリングも私も、相前後して、ビタミン大量投与のメリットの認識に達したということになる。

セント＝ジェルジもまた、ただの科学者ではない。第二次大戦中は地下に潜行して反ナチ運動に身を投じた。そのためヒットラーに睨まれて、その首に賞金が懸けられた。

結局、彼はアメリカに逃れ、フロリダ海岸に筋肉研究所を開設した。彼の筋肉の収縮タンパクの研究は、筋肉の収縮機構の謎を解く鍵を見つけたことになった。

頭を休めたくなると、彼はモーターボートで海を走り回った。彼はいつも釣り針を流していた。それは、魚が掛からないような特製の大きなものだったという。

ビタミンCに、このような大人物が関わっていることを思うと、私は何となく楽しくなってくるのである。ただし、セント＝ジェルジは、1986年に、93歳で亡くなった。

蘭医による東洋の〝奇病〟調査

「C」と名付けられたビタミンは、ビタミンの歴史の上で最初に出てきたものではない。このことはアルファベットの順序を考えただけでも分かるだろう。

ビタミンCに限らず、ビタミンの歴史は意外に新しく、19世紀も最後におしせまった頃にさかのぼる。それまで人類は、栄養についてほとんど無知であったといって差し支えない。

1896年、オランダのエイクマンは、東洋の奇病調査の命を受け、軍医としてジャワに派遣された。奇病とは我が国で《脚気》または《江戸わずらい》と呼ばれている多発性神経炎であって、足のしびれやだるさ、食欲不振、心臓脚気と呼ばれる心臓の変調を主な症状とする病気だ。当時、ジャワの刑務所に3ヵ月入れられることは、死刑に等しいとして、現地人に恐れられていたそうだが、それは脚気の恐怖からきたものだった。

　バタビアの病理学研究所長となったエイクマンは動物実験を計画した。そして、実験動物として選んだニワトリを、経済上の理由から、病院の残飯で飼育した。すると、大切な動物たちは、足が麻痺して動けなくなってしまったのである。病院側は、この原因を残飯の中毒と考え、これを彼に渡さなくなってしまった。そこで彼は、仕方なしに籾付きの玄米に切り替えた。するとニワトリどもはにわかに食欲を現して立ち上がり、元気良く走り出した。

　エイクマンは、ニワトリの病気が人間の脚気と同じものであること、それが、残飯でなくても白米でも起こることを証明した。そして、白米には毒物があり、糠にはその毒を消す物質があると考えた。

　エイクマンが帰国すると、実験は弟子グリーンに引き継がれる。彼は、エイクマンの仮定した毒物を発見しようとしたが、それはついに見つからなかった。そしてその代わりに、米胚芽から抗脚気因子を抽出することに成功した。なおかつ、その物質が、米胚芽以外の食品にも存在することを発見した。１９０１年のことである。

「病は気から」という諺《ことわざ》を、ここで改めて想起したい。脚気は、抗脚気因子の欠乏から起こる病気であって、気で起こることもなく、気で治ることもない。ここに、エイクマン・グリーンの研究の教訓を見ることができるだろう。

ビタ(生命)アミン

一方、イギリスでは、別のアプローチがあった。ホプキンズが、純粋なタンパク質と糖質と脂質とでラットを飼ってみた。その結果は無残であった。三大栄養素が揃っているはずなのに、1匹残らず死亡したのである。そこで彼は、一日わずか2〜3ミリリットルの牛乳をこれに加えてみた。するとこれが、ラットを救ったのである。ホプキンズは、三大栄養素以外に微量で足りる副栄養素がある、と結論せざるを得なかった。1906年のことである。

オズボーンらはこの実験を受け、タンパク質を除去した牛乳に、またバターの脂肪にそれぞれ副次的な栄養素があるのを突き止めた。そして、後者を脂溶性の物質としてこれをA因子と名付け、前者を水溶性の物質としてこれをB因子と名付けた。1913年のことである。

この段階ではまだ、A因子にせよB因子にせよ、副栄養素の欠乏が病気につながる、という認識はない。エイクマン・グリーンの研究の本質は、副栄養素の欠乏と特定の病気との関連であったのだが、これらを総合する仕事は、一朝一夕にはできあがらなかった。しかし結局、エイクマンとホプキンズとは、1929年度ノーベル生理医学賞の栄誉に輝くことになるのである。

ところで、エイクマン・グリーンの研究の系列の中には、米胚芽に含まれる抗脚気因子の正体は何か、という化学上の問題がある。これを明らかにすることが必要となった。そこに現れたのが、ポーランド生まれのアメリカ人フンクである。彼はこの物質をアミンと見て、これにビタ（生命）を付け《ビタミン》という新語をこしらえた。1913年のことである。

オズボーンらのいわゆるB因子の一つはアミンに属するが、A因子はそうではないことが、その後の研究で分かった。しかし、ホプキンズが指摘したような副栄養素を総括して、アミンでないことを承知の上でビタミンと呼ぶ習慣は、すでに定着している。

日本には鈴木梅太郎がいた

このビタミン史の主流の中にはいなかったが、重要な人物が一人いる。それは、日本の鈴木梅太郎である。鈴木はフンクと同時代にベルリンにいて、共にアミノ酸の研究をしていた。フンクはロンドンの研究所に赴任して、脚気がアミノ酸欠乏症であることを立証しようと苦心し、鈴木は、師フィッシャーのアドバイス「日本人の体格が悪いのは米タンパクの問題だろうから、それを研究するように」を携えて帰国した。

フンクも鈴木も、米から分離したタンパク質を糖質・脂質に配合してラットに与える実験を試みた、という点で全く共通であった。そして、この飼料を与えた動物の発育が悪いことを発見した点でも、米胚芽の抽出物の添加によって発育が好転することを発見した点でも共通であった。

ここまでくれば、米胚芽から副栄養素を見つける段取りとなる。この物質は、フンクによってビタミンと名付けられ、鈴木によってオリザニンと名付けられた。オリザは、イネの学名オリザ・サティーバからきている。

この新しい栄養物質の発見において、鈴木はフンクより1年も先んじて、日本化学会において日本語で発表した。しかしその名誉はフンクの手に落ちた。日本は、科学のひのき舞台を余りにも遠く離れていたのである。そのことの当然の結果として、フンクの視野はより広がった。彼は、壊血病やクル病も、ビタミンの欠乏からくる、という推測をしている。

こうして、幾つかの病気が気からではなく、ビタミンの欠乏からくることが、次第に明らかになってゆく。

ビタミンによるノーベル賞受賞が1929年であるという事実は、我々の栄養学の知識が、半世紀程度の未熟なものであることを雄弁に物語っている。その事実はまた、我々のビタミンの知識が十分であろうはずのないことを裏書きしているだろう。

大航海時代の幽霊船

脚気と密接な関係を持つ精白米が我が国で普及したのは、元禄時代の江戸においてであった。《江戸わずらい》という名で、脚気が江戸と結び付いたのは、おそらく17世紀末期のことであろう。この病気に取り付かれた奉公人は、江戸を離れて農村に帰れば簡単に回復した。米の精白という作業は人為的なものであるから、玄米を食べていれば、脚気は起きない。ところが壊血病の方は、より自然に向こうからやってくる。従って、その記録は脚気のそれよりはるかに古い。

１４９７年、バスコ＝ダ＝ガマは、１６０名の乗組員を従えて、喜望峰を回り、インド航路を発見しようとする航海で、１００名を壊血病で失った。１５１９年、マゼランは5隻の船団を組んで世界一周の航海に出発したが、３年後に帰国した時、18名を残し、他の船員はすべて壊血病で亡くなった。当時、壊血病で乗組員の全滅したスペインの帆船が、風のままに大海に漂って幽霊船と呼ばれていたものだ。

１５３６年の冬、カナダのセントローレンス川の氷に、３隻の船が閉じ込められた。翌年4月になると、１１０名の隊員のうち、３名を残して全員が壊血病になった。この時インディアンが現れて、アメーダという木を煎じて飲むことを教えた、という話がある。記録によれば、患者の症状は次のようである。

・足が腫れた。
・腱が縮んで黒くなった。
・この症状は次第に足から上方に広がった。
・口が臭く、歯が抜けた。

・死体で見た心臓は白く、シワだらけ。
・死体で見た肺は黒い。

壊血病は、長い航海にはつきものであった。従って、対策がいろいろと講じられた。その中で注目されるのは、リンドによる1753年の記録である。船員12名が壊血病になった。そこで彼は、醗酵果汁・酢・海水・レモン・ニンニク・コショウの6種を、それぞれ2人ずつに与えてみた。すると、レモン組はめきめき回復し、6日後には働けるようになった。次は醗酵果汁組で、14日目に働き始めた。

“ビタミンC発見”に至る曲折の40年

1782年になると、イギリス海軍では、対策が確立した。壊血病には新鮮な野菜や果物が良いが、海上でこれが得られない時はもやしを作ってこれを食う、という名案である。ただしまだ、抗壊血病因子の追及は開始されなかった。

19世紀になって、イギリスでジャガイモの不作の年が続き、壊血病患者が続出した。これは、一方においてはアメリカ大陸への移住の動機となり、一方においては抗壊血病因子探究への動機となった。この貴重な物質はジャガイモに潜んでいる、と誰しもが考えたからだ。

ジャガイモを分析すると、カリウムが出てくる。ガロットが、これを抗壊血病因子としたのは、1846年のことである。カリウムは果物や野菜に含まれている元素であって、これを焼いた灰はアルカリ性を表す。そこで、カリウムやナトリウムの不足による体液の酸性化が壊血病の原因である、という説が出てきた。この発想は、ペニシリン発見者フレミングの師ライトの唱えたところである。

これは1908年のことだが、そこに至るまでにも、さまざまな曲折の歴史がある。1875年、イギリス海軍は北極探検を計画し、西インド産ライムのジュースを持たせた。これが壊血病患者続出のため失敗に帰したことから、1850年の探検隊は、レモンを携行したために壊血病の発生を見ていない。

英語では、レモンとライムをごっちゃにするが、そのために、問題の解決が付かないいま、イギリス海軍は、1894年にも探検隊を出した。この時、船に残った連中は、ライムジュースを飲み、塩付けや缶詰の肉を食べた。そして壊血病にやられた。そこで、壊血病の原因は、腐りかけた肉だ、という説が生まれた。1913年のスコットの南極探検では、この説を信じて食料を用意したために、全員が壊血病に倒れる悲劇となったのである。

1916年には、壊血病細菌説が表れ、1918年には、壊血病便秘説が表れた。こういう珍説と比べれば、ライトの酸性体液説は、まだ良い方だった。

クエン酸ナトリウムという名のナトリウム塩がある。この灰はアルカリ性であるが、この物質に抗壊血病作用はない。一方、レモンの灰は、カリウムもナトリウムも少なく、アルカリ性も弱いが、抗壊血病作用は大きい。だから、ライトの説はだめだ、と反論する人が現れた。これはレパーであって、1925年のことである。

真理への道は常に遠く、まだるっこしい。

ハンガリー生まれの科学者セント＝ジェルジ・アルベルト

フンクはすでに1913年に、ビタミンの概念に到達していた。エイクマンもグリーンも鈴木も、ビタミンの欠乏と病気との関連について、かなりの事実を掴んでいる。壊血病を何らかのビタミンの不足に結び付ける段階は、きていたはずだ。

ドラモンドは1920年に、抗壊血病因子を《ビタミンC》と呼ぶことを提案している。この時点から、ビタミンCの研究は軌道に乗り、多くの科学者が、抽出・精製に乗り出した。

1928年、ハンガリー生まれのセント＝ジェルジはイギリスのケンブリッジ大学で、牛の副腎から新しい物質を取り出した。これは6個の炭素を持つ酸であったから、彼はこれをヘキスロン酸と呼んだ。ヘキスは〝6〟の意味、ウロン酸は尿酸の意味である。ヘキスロン酸は、オレンジやキャベツやレモンにも見つかった。

1932年、彼は故国ハンガリーに戻り、セゲド大学の教授になった。そこにある日、スワーベリと名乗る青年が現れ、ビタミンCの検出法を知っているという。セント＝ジェルジはかねてから、ヘキスロン酸がビタミンCと同一物ではないかと想像していたので、さっそく彼に同定の実験を依頼した。2ヵ月の努力の末、ヘキスロン酸とビタミンCとが同じ物質であることが、ついに突き止められた。

セント＝ジェルジは、ビタミンなるものは、食物に含まれている物質だから、これに関心を持つべき人は、科学者ではなく料理人だと考え、これに対して、理論的な興味を全く持たなかった。この間の事情は、彼の『科学・倫理・政治』（1966年）に詳しい。

図①　ビタミンCの結晶

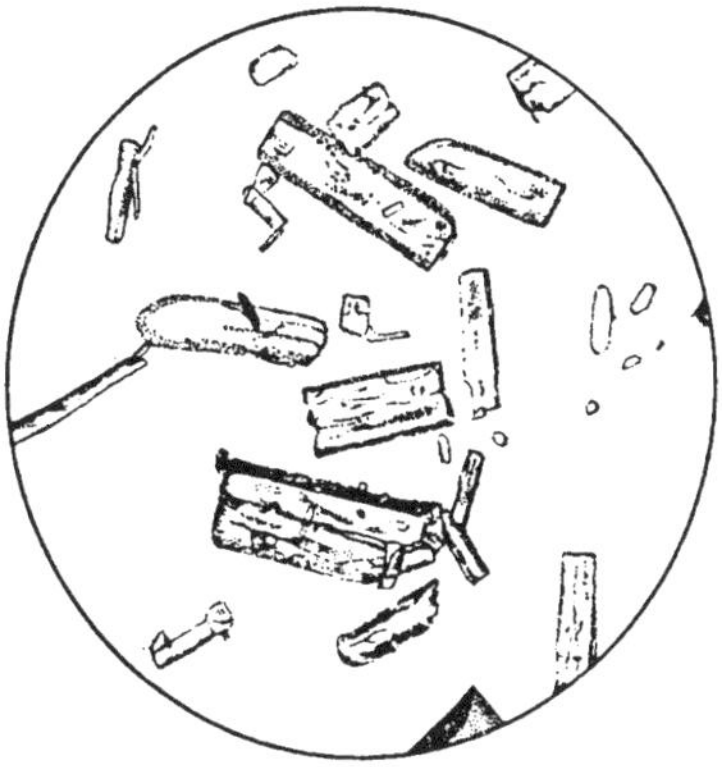

図② 分子構造の模型

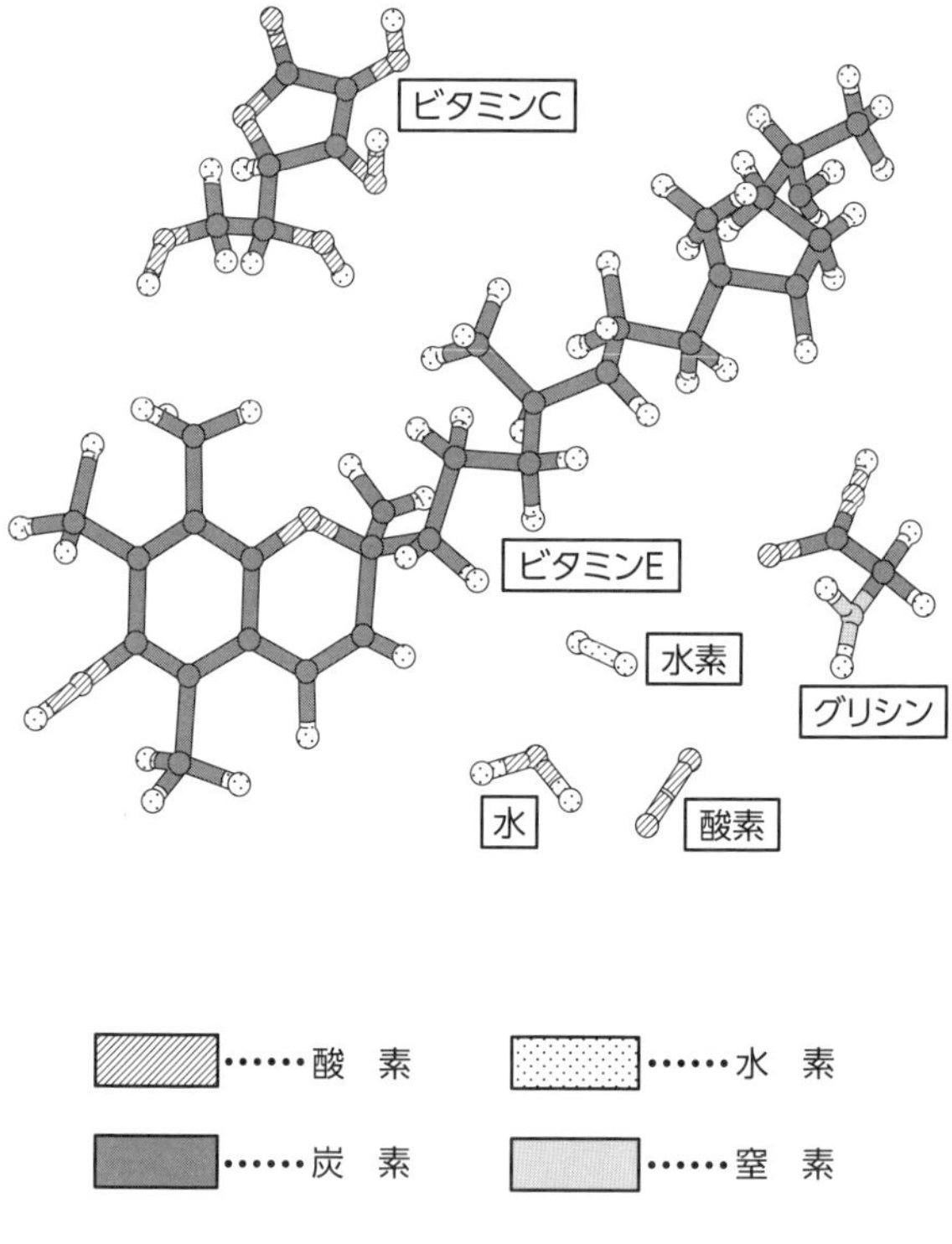

やがて、ヘキスロン酸はアスコルビン酸と改名された。「ア」は「抗」の意味、「スコルブート」は「壊血病」の意味である。アスコルビン酸とは「抗壊血病酸」ということになる。アスコルビン酸の純粋な結晶が作られると、その化学構造がイギリスのハワースによって明らかにされた。また、ブドウ糖からの製法も開発された。

そして1937年、セント＝ジェルジとハワースとにノーベル生理医学賞が与えられた。この年にセント＝ジェルジは、いろいろなビタミンを正しく使えば、健康状態は大いに改善される、という先見の明を語っている。

かくして、ビタミンCと呼ばれる副栄養素、抗壊血病因子の研究が、確固たる一歩を踏み出すこととなった。そしてそれは、今日まで半世紀の歴史を歩んできたのである。

2　さらば風邪薬

ポーリングの『さらば風邪薬』

ノーベル賞を2回受けた人は、キュリー夫人とサンガーとをおいて、この人しかいないという希有の大人物ライナス・ポーリングが、『さらば風邪薬』（1970年）を書いたことは、世界中にセンセーションを巻き起こした。風邪を万病の元と見るにせよ、見ないにせよ、この病気は人類に付きまとって、一日も離れないかのようである。大なり小なり風邪を問題にせずに済ましている人は、ほとんどいないと言って良いだろう。この厄介な病気にビタミンCが有効であるとの最初の報告は、ドイツのオベルハウゼンのもので、1938年に発表されている。

病気にはそれぞれに特定の原因がある、という説を初めて唱えたのは、19世紀の巨星クロード＝ベルナールであった。やがてパスツールは、幾つかの病気が微生物の感染によることを示した。その影響の下に、壊血病を感染症と見るようなミスが起きたのであった。

壊血病や脚気が、いわゆる副栄養素の不足からくると知られた時、病気に対する考え方は、一歩を進めた。栄養障害が不可避的に病気をもたらすことが、明らかになったのである。そして、風邪という最もありふれた病気が、その種の病気とされるようになった。

『さらば風邪薬』は、そのことを主張した本である。すでに述べたことでもあるが、ビタミンCの不足は壊血病を引き起こす。ポーリングは、ビタミンCの不足を風邪の原因として指名手配した。彼は、風邪という人類に付きまとういやな病気を、ビタミンCの使用によって地球上から絶滅することを考えている。

1970年、『さらば風邪薬』がアメリカに表れると、賛否の嵐が巻き起こった。そして、今もなおそれが続いている。大勢としては、初期に反対の側に立ちはしたが、のちに賛成の側に回った例が少なくないところから見て、また、その逆の例がないところから見て、ポーリングに分があるようだ。

風邪薬は、一般家庭向けの薬の中では、最も多く利用される。従ってこれは、製薬資本のドル箱になっている。それを排除されてはたまらないという企業のあがきが、ビタミンC予防薬説を圧殺するのだ、とポーリングは反論する。

論より証拠という諺《ことわざ》がある。私の個人的体験を、証拠の一つとしてあげておこう。私の宅は鉛汚染地域にある。3年ほど前まで、家内は風邪の引きっぱなしであった。後で知ったことであるが、これは鉛中毒症状の一つの形である。今日は売られていないが、以前は、メチロンという名のピリン剤の注射薬があった。これが一番よく効くので、私は毎日のようにそれを注射したものだ。それでどうにか持ち直したと思うと、すぐにまたぶり返す。そこで、このピリン系の解熱剤を投与せざるを得なくなる。メチロンが製造中止になった時、私は大いに慌てたものだった。

運よくその頃、家内の風邪が鉛によるものと分かり、治療を開始した。すると、あのしつこかった症状は解消した。その後、家内が風邪を引くことはめったにない。それをビタミンCの大量摂取に結び付けたい、と思う。

私自身についても、以前はよく風邪を引いたものだったが、近年はその例が少ない。やはり、ポーリングのおかげと考えるのが、自然のようである。

ストーンの処方の教訓

アーウィン＝ストーンは、ビタミンCと風邪との関係についての先駆者である。彼は20年間、毎日3〜5グラムのビタミンCを摂っている。そして、その間、1回も風邪を引いたことがない。ストーンは、1・5グラムを標準服用量とし、これを、オレンジジュースかトマトジュース、あるいは水に溶かし、砂糖で調味して飲んでいる。

不幸にして風邪を引きかけた時、どうすれば良いかについての、ストーンの処方は次の通りである。1・5〜2・0グラムのビタミンCを、20〜30分間隔で服用する。症状がなくなるまで、これを続ける。ストーンによれば、3回目の服用で、大抵の風邪は治る。重い症状に陥ることはない、という。この方法のコツは、なるべく早く、この処方を実施することである。手遅れの場合、第1回の服用時に消炎剤アスピリンを併用することを、私は勧めたい。

ストーンの処方の教訓は、平常から適当量のビタミンCを摂っていれば、風邪が予防できる、というところにある。逆に言えば、ビタミンCの摂取量が不足すれば、ウイルスの攻撃に対して弱く、風邪を引く、ということである。だからこそ、その不足分を補給することができれば、風邪は遠ざかるはずなのである。

ポーリングによれば、風邪を引くと、白血球のビタミンC含有量は半分に減り、それが２〜３日続くそうだ。ウイルスや細菌に対する攻撃力が低下することになる。

では、ビタミンCさえ摂っていれば、絶対に風邪を引かずに済むのであろうか。

風邪という病気の引き金を引くのはウイルスであるが、上気道感染のうち数パーセント以下は《マイコプラズマ》による。これは19世紀にすでにパスツールによって発見された微生物であるが、細菌とウイルスの中間に位する、細胞膜を持たない風変わりな半生物として、１９６３年に再発見された、風邪の病原体の一つである。

ビタミンCはウイルスには対抗できるが、マイコプラズマにはそれほど強力なパンチは食わせられない。ビタミンCで風邪が１００パーセント抑えられると考えると、当てが外れる恐れがある。風邪の徴候が現れ、頑固な咳があり、発熱するような時、ストーンの処方が効果を上げない場合には、マイコプラズマを疑う余地がある。ただし、これを確定するためには血液検査がいるから、簡単ではない。テトラサイクリン・エリスロマイシン・カナマイシンなどの抗生物質を用いて肺炎を防ぐのが賢明、ということらしい。

風邪のウイルスとしては、インフルエンザウイルス・コクサッキーウイルス・アデノウイルス・レオウイルス・コロナウイルス・ライノウイルスなどがあり、その種類によって症状が違う。ところがこれらのウイルスは、無差別にビタミンＣの対象となるのである。

普通の風邪は、まずウイルス感染に始まり、これに溶連菌などの細菌が追い打ちをかけ、結局は《混合感染》の形を取る。ビタミンＣには殺菌力があるとはいえ、ウイルス段階でこれを頓挫させることができたら、これに越したことはない。

二重盲検法による風邪引きの研究

一般に、医薬の効果を判定するのには《二重盲検法》という名の検査法が取られる。これを実施する場合には、まず《プラセボ》（にせ薬）を用意する。対象群を二つに分け、第一群にはビタミンＣを、第二群にはプラセボを与える。この時、検査をする人も被験者も、誰にプラセボが渡されたかを知らされない。そこで、二重に盲、ということになる。『さらば風邪薬』の中には、ビタミンＣの風邪に対する効果を、二重盲検法によって調べたデータが、幾つか示されている。その例を、二つほどあげておく。

アイルランドの一女学校で、１０３名を対象に、冬期の3ヵ月間、ビタミンＣの風邪に対する効果が調べられた。57名にはビタミンＣ一日２００ミリグラムが、46名にはプラセボが与えられた。

その結果を見ると、風邪が治るまでの期間において、ビタミンC服用群では8日であるのに対し、プラセボ服用群では14日に及んだ。また、白血球一億個当たりのビタミンC濃度を見ると、ビタミンC服用群では60マイクログラムであるのに対し、プラセボ服用群では43マイクログラムであった。

ポーリングは、風邪の予防のために必要とするビタミンCの量には個体差があり、最低250ミリグラム、最高10グラムとしている。ただし彼は、風邪を引くと40グラムも摂っている。

このアイルランドの実験例で、ビタミンCに対する期待は、治療効果であって予防効果ではない。そしてまた、一日投与量は200ミリグラムにすぎず、ポーリングが風邪の予防のために最低必要と考えた250ミリグラムに達していない。

ここでの結論として言えることは、風邪の予防のために必要とされる量より少ないビタミンCの摂取でも、有意の治療効果が認められるということである。この実験は、不十分な量のビタミンC投与であっても、風邪に対抗する手段としての有効性が否定できないことを示すものとなっている。

1961年、279名のスキーヤーを対象とする実験が、スイスで行われた。この時、第一群には一日100ミリグラムのビタミンCを与え、第二群にはプラセボを与えた。

その結果を見ると、第一群の風邪引きは、第二群のそれより65パーセントも少なかった。

また、風邪引きのうち上気道感染症が全治するのに要する日数の上で、第一群の患者は、第二群の患者と比べて61パーセントも短縮された。

この結果を見ると、一日1グラムのビタミンCを摂取して、風邪を引く人がいる。これは、風邪の予防に1グラム以上のビタミンCを必要とする人の場合、と解釈することができる。また、特にビタミンCに手を出さないでも風邪を引くことのない人が、5~6パーセントはいるという。

ビタミンC研究の問題点

自分が風邪を引かないために、どれだけのビタミンCを摂ったら良いかを知ることは、誰にとっても不可能に近い。そこで、風邪を引きたくなかったら、10グラムを限度とする大量のビタミンCを日常的に摂取するのが無事、という結論になる。

私個人について言えば、7グラムから10グラム程度を、毎日摂っている。また、ポーリングは10グラムを最低としている。

『さらば風邪薬』には、200ミリグラムという少量であっても、また1グラムであっても、ビタミンCを常時規則的に服用していれば、風邪に対する抵抗力を付ける上で、何らかの効果を期待することができる、と書いてある。

１９７５年９月、ポーリングが来日して講演した時、毎日１グラムずつのビタミンＣを１ヵ月間服用した群と、プラセボ群との風邪に関する比較データを示された。表①がそれである。これを見ると、罹患率はともかくとして、３種の症状の持続日数にはかなりの開きが見出される。この開きを、ビタミンＣの各臓器への効果の差として説明することは、現在のところ不可能に近い。

表①　ビタミンCの風邪に対する効果
(プラセボ群を100とする)

項目	ビタミンC投与群の数字
罹患率	43
鼻炎の日数	32
のどや胸の異常の日数	31
全身症状の日数	15

そこに今日的課題がある

歴史的に見ると、ビタミンCの発見は壊血病に絡んでいる。そして今、これが、風邪のようなウイルス感染症に関係していることを知った。風邪の予防には、250〜1000ミリグラムのビタミンCが必要だといわれるが、壊血病の予防には、やはりこれだけのビタミンCが必要なのだろうか。

このような疑問に対して、我々は日常の経験から答えることができる。風邪引きはやたらに見られるが、歯茎からの出血はそれほど多くは見られないではないか。この事実は、壊血病の予防はたやすく、風邪の予防はそれほどたやすくはないことを示す、と考えて良い。

ビタミンCを除去した食事をしても、約半年後でなければ壊血病は発病しない。この事実は、ビタミンCが全部体内から出て行くのには半年かかることを意味すると同時に、ほんのわずかな量のビタミンCで壊血病が防げることを意味している。

常識的な数値として、ビタミンCの一日推奨量は100ミリグラムとされている。しかしこれは日本の話で、各国ではまちまちだ。それは、数値の根拠が確固たるものでないことを示している。とにかくこれは、壊血病を予防するのに十分な量とされている。古典的には、ビタミンCは抗壊血病因子であり、それ以外のものではなかったから、この数字に重みがあったのである。

そこに風邪が出てきて、予想外に大量のビタミンCを要求する、という事実が明るみに出たわけだ。その根拠には、壊血病がビタミンC欠乏症であり、風邪もビタミンC欠乏症である、という今日的認識がある。実は、壊血病と風邪は氷山の露頭であった。

慢性関節リューマチ、その他の自己免疫病から、ヘルペス・アレルギー・ガン、そしてまた、心臓発作・脳卒中・血栓症・痔疾・静脈炎・静脈瘤・喘息・床ずれ・ヘルニア・軟骨損耗・椎骨変形・倦怠感・疲労感・心身症・うつ病・統合失調症・糖尿病・白内障から男性不妊まで、数えあげたら切りのないほど多種多様の病気にビタミンCの絡んでいることが知られてきた。

そこで、すべてのビタミンC欠乏症を免れるためには、どれだけのビタミンCが必要か、という問題が出てきた。これこそがビタミンCの今日的課題である、と私は考える。そしてまた、そこにメガビタミン主義の根拠がある。

表②-1　食品100g中のビタミンC（果物）

	食品	mg
1	アセロラ	1700
2	ゆず	160
3	キウイフルーツ（黄肉色種）	140
4	すだち	110
5	柿	70
6	イチゴ	62
7	オレンジ	60
8	レモン（果汁）	50
9	きんかん	49
10	はっさく	40

表②-2　食品100g中のビタミンC（野菜）

	食品	mg
1	赤ピーマン（生）	170
2	黄ピーマン（生）	150
3	パセリ	120
4	とうがらし（果実・生）	120
5	かぶ　葉（生）	82
6	ケール　葉（生）	81
7	青ピーマン（生）	76
8	高菜（生）	69
9	ししとう（生）	57
10	ブロッコリー（ゆで）	55

「八訂　食品成分表2022」による

「ビタミンは食物から」への疑問

有吉佐和子の小説『複合汚染』（1975年）には、野菜のビタミン含有量が、ビニールハウス栽培によって40パーセントに低下し、農薬によって、さらに40パーセントに低下した、という意味のことが書いてある。結局、我々の口に入る野菜のビタミン含有量は、昔の16パーセントということのようだ。一方、食品のビタミンC含有量は、表②の形のものとして入手できる。多分それは複合汚染による低下を見込んだものではなく、非現実的なデータであろうが、それをここに紹介しておく。

表②の数値を信用する限り、一日100ミリグラムという厚生労働省の推奨する量のビタミンCを摂ることはたやすい。それは、柿1個半で間に合う程度のものだ。しかし、ビタミンC1グラムを食品から摂ろうとすれば、大変なことになる。レモンなら50個、イチゴなら100個も食べなければならない。これは、普通の人にとっては不可能である。近頃の栽培法のために、ビタミン含有量が大幅に落ちているとしたら、なおさらである。「ビタミンは食物から」が大原則であるとすると、我々はまず胃袋を馬なみに大きくしてかからなければならなくなる。

ポーリングの指示する個体差の上限、すなわち一日必要量10グラムを摂るとすると、イチゴ12キログラム、レモン20キログラム、というような驚異的な数字が出てくる。後で取り扱うことではあるが、病気によっては、ビタミンCの一日必要量300グラムなど、というのがある。ここまでくると、「ビタミンは食物から」の常識は完全に崩れ去る。

合成品と天然品の違い

いわゆる自然食主義者は、キンカンの皮にビタミンCが大量に含まれているのなら、それから抽出したビタミンCが欲しいと言うだろう。ここに、天然物から抽出したビタミンCと合成ビタミンCとが、並べてあったとしよう。両者は、どこから見ても違わない。体内に取り込まれてからの化学作用においても、違いはない。そこにある違いは、原料の違いだけである。

冬の寒い日、窓ガラスがすごく冷えている。そこに息を吹きかけると、微細な水玉が付いて曇る。この水は、人間の体から出てきた「天然」のものである。もしここで、ガスストーブを焚いたとする。この時も窓ガラスは曇るだろう。この水は、ガスに含まれていた水素と、空気中の酸素とからできたものだ。この二つの水の、どこに違いがあるのだろうか。

実を言うと、アスコルビン酸には、D型とL型と、2種の異性体がある。両者の、分子を構成する原子の相対的位置は同じなのだが、空間的な形において、右手と左手の関係のような、実体と鏡に映った像との関係のような立体的な違いがあるのだ。D（dextro）は右手、

図③　L-アスコルビン酸とD-アスコルビン酸

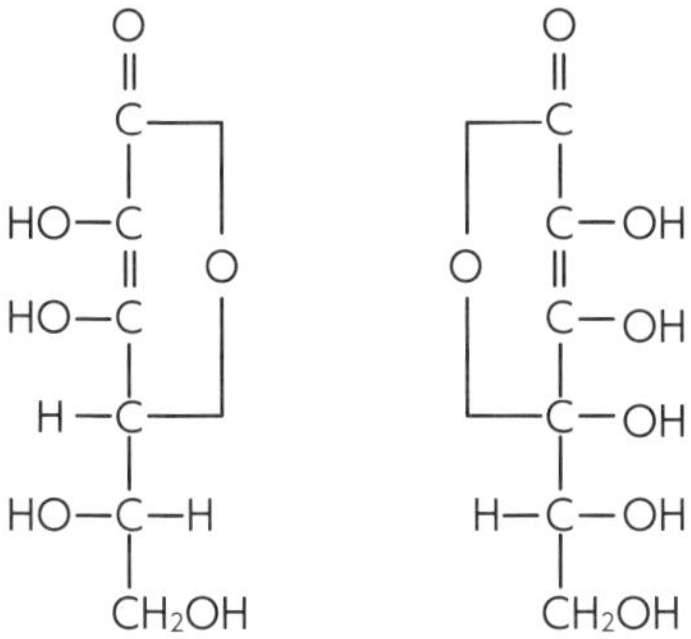

L-アスコルビン酸　D-アスコルビン酸

図④　ビタミンCとアスコルビゲン

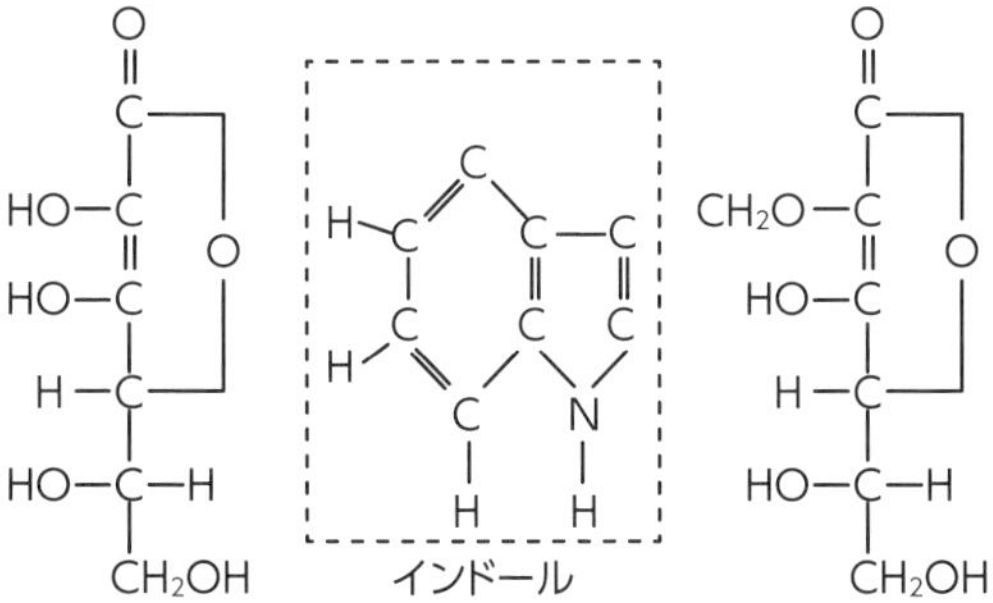

インドール

ビタミンC　アスコルビゲン

L（levo）は左手と考えて良い。D-アスコルビン酸は右手アスコルビン酸、L-アスコルビン酸は左手アスコルビン酸ということだ。

野菜や果物に含まれているビタミンCはL-アスコルビン酸である。我々は、L-アスコルビン酸をビタミンCとするのであって、合成品と天然品とは、L-アスコルビン酸である限り、いかなる点でも区別することができない。現実に市販されているビタミンCは、例外なしに合成品と考えるべきである。天然物からこれを抽出するのは、労が多く、高価になるばかりだ。そして、得られた物質は、天然品と相違がないのである。

若芽のビタミンCはアスコルビゲン

厳密に見ると、天然物から抽出されてビタミンCの顔をしているものも、天然物に含まれている時には、別の顔をしていることが多い。野菜や果物の中のビタミンCは、インドールと結合して、インドールアスコルビン酸になっている。インドールはおならの臭いの成分の一つであって、大便にも含まれており、植物ではホルモン分子に含まれている。

インドールアスコルビン酸は《アスコルビゲン》という名前を持っている。ジャガイモ・レモン・カブ・ニンジン・トウガラシ・カリフラワーなどのビタミンCは、アスコルビゲンの形を取るので壊れにくい。

アスコルビゲンは、ビタミンCと同じものではないから、ビタミンCとしての効果もない。しかし、水溶液中では、自動的にインドールを手放してビタミンCが遊離してくる、というわけだ。

植物体内におけるアスコルビゲンの分布を調べてみると、それは若芽に多く、根には少ない。アスコルビゲンの生合成は、末端器官で行われているのである。そこでこの物質は、植物の生長や開花や結実に重要な役割を持つものとしてホルモンの仲間に入れられている。従って、大部分の植物に、そして大部分の動物に、アスコルビゲンが存在する。この事実は、ビタミンCが生体にとって、重要な役割を持つ物質であることを証明するものに他ならない。

ビタミンC＝L－アスコルビン酸

本書では、いろいろな点からビタミンCの積極的な摂取を勧めているが、それは、このビタミンの重要性のゆえである。ただし、本書でいうビタミンCは、常に合成品を指すものと受け取っていただきたい。アセロラ・ローズヒップなど、ビタミンCを豊富に含む果実も、我々の口に入る物は、消毒によってビタミンCのほとんどを失っている。

ビタミンCを人工的に作る場合、原料はブドウ糖であって、これは天然物である。天然物、すなわち果物や野菜のビタミンCはL－アスコルビン酸と決まっていて、D－アスコルビン酸は存在しない。ただしD－アスコルビン酸は、蔗糖《しょ》、すなわち砂糖を原料として、合成することができる。

Ｄ－アスコルビン酸は《エリソルビン酸》とも呼ばれ、ビタミンCと共に、野菜や肉の酸化防止の目的で使われている。D型とL型の2種のアスコルビン酸は、抗酸化作用の点では違いがないが、生体内の代謝となると、エリソルビン酸は全く除外される。Ｄ－アスコルビン酸が、ビタミンCと呼ばれずにエリソルビン酸と呼ばれることには、十分な理由があるわけだ。我々が合成ビタミンCを買う時、Ｄ－アスコルビン酸を押し付けられる心配はない、ということでもある。

壊血病やウイルス感染症に対抗するのは、Ｌ－アスコルビン酸であって、Ｄ－アスコルビン酸ではない。Ｌ－アスコルビン酸の分子構造は47ページの図③に示してあるが、これは天然品であっても合成品であっても、全く同一である。

念のために付記するが、すべてのビタミンについて、天然品と合成品とが全く同一であるといえるわけではない。ビタミンEなどは、天然品はD型であるのに、合成品はD型とL型とが半分ずつ混じった《ラセミ体》である。これでは、両者の効果に相違のあるのは仕方がない。

図⑤　ブドウ糖とビタミンC

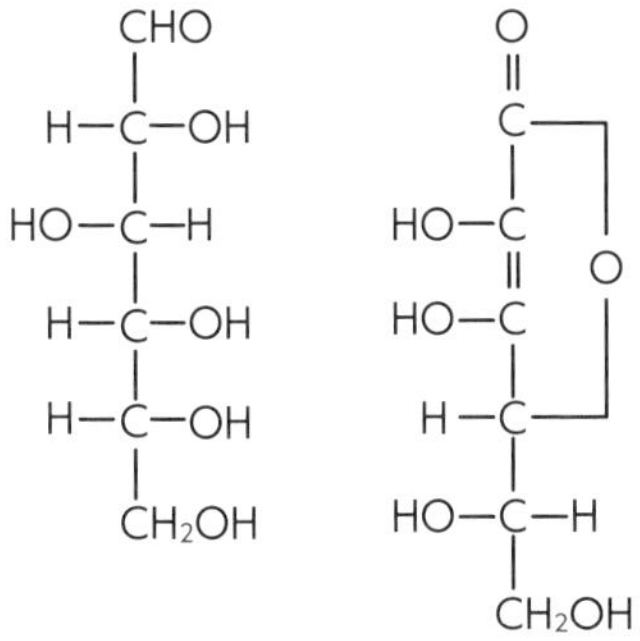

ブドウ糖　　ビタミンC

3　必要なビタミンCの量

日焼けと酵素的生化学反応＝代謝

前章で《代謝》という言葉が出てきたが、これは重要な概念なので、ここに説明しておく。

昔、新陳代謝という学術用語があった。陳は陳腐という熟語から察せられるように、古いことを意味する。新陳代謝とは、新しい物が古い物と交代する過程を指している。

戦後、用語委員会というものが組織され—私もその委員の一人であったが—学術用語の全面的な検討と改定とが行われた。その時、新陳代謝は、物質代謝または物質交代と改められたのである。どっちみち、これは物質過程に決まっているから、「物質」を省略して、代謝の二字で済ます例が多くなった。

人間も含めて、すべての生物体では、新しい物が古い物と交代している。すなわち、代謝が行われている。これは不断に起こる現象であって、これがストップすれば、すなわち死である。生命の実体は代謝だ、といって良い。

爪は絶えず伸びる。伸びた古い部分は、切除される。後から伸びた爪は、新しく作られた爪である。爪でないものからできた爪、といって良い。爪でないもの、つまり爪の原料から、爪は作られる。ここに一つの化学変化がある。そして、それは爪を作る代謝に他ならない。代謝はこのように、生体の化学変化、化学反応である。物質の分子構造の変化である。

車のエンジンの中で、ガソリンと空気の混合物が燃える。これも化学反応であるが、代謝とはいわない。代謝とは、爪の形成に見られるような、生体内の化学反応に限って使われる言葉である。

我々の皮膚には《メラニン》という名の色素がある。海水浴やスキーなどで強い紫外線にさらされて起こるいわゆる日焼けは、メラニンの増加のためである。この褐色色素の原料はアドレナリンおよび《ドーパ》である。そしてまたドーパの原料は、アミノ酸《チロシン》である。

アドレナリンは副腎髄質から分泌される《神経ホルモン》であり、ドーパは神経ホルモンのノルアドレナリンの前駆物質である。ビタミンCには、このアドレナリンやドーパがメラニンになる反応を阻止する作用がある。さらにまた、濃色のメラニンを淡色のメラニンに変える作用がある。

いずれにしても、ビタミンCには、メラニン生成を阻害し、またできた色素を還元してその色を薄くする作用があるのだから、これに日焼け止めの効果があることは確かである。ただ我々は、それに必要なビタミンCの量を知らない、というだけのことである。

生命を握る酵素

ここで、酵素とは何かについて、若干の説明をしておきたい。

車のエンジンでガソリンが爆発する時、排ガス中には、二酸化炭素と一酸化炭素とがある。また、窒素の燃焼による酸化窒素もある。アフターバーナーと呼ばれる触媒装置を通すと、一酸化炭素は空気中の酸素と化合して二酸化炭素になる。

この場合の触媒は、例えば白金であるが、白金の仲立ちによって、一酸化炭素は比較的低温で酸素と結合するのである。このように、反応の仲立ちをする物質を《触媒》という。

生体は、代謝のために触媒を用意している。この生体特有の触媒を指して酵素というのである。そして、酵素を仲立ちとする化学反応を《酵素反応》という。これがすなわち代謝である。代謝なしに、我々は生きていられない。

そして、代謝には酵素がいる。酵素はタンパク質である。従って、生きてゆくという目的達成のためには、まずタンパク質が必要である。それは、食品から摂らなければならない。

モノーは『偶然と必然』（1972年）の中で、生体の合目的性の保障のためには、タンパク質が不可欠であると書いている。

タンパク質を口に入れれば、それが直ちに酵素に変化するかというと、そうではない。では、酵素を食えば何より手っ取り早いかというと、そうでもない。

代謝が生命の実体であるということは、酵素が生命を握っているということである。我々は、すべての必要な酵素の製法を、親から教えられている。それは《遺伝子》または《遺伝情報》の形においてである。我々は、親ゆずりの方法によって、食品中のタンパク質から、必要な酵素を作り出すことができる。

タンパク質を十分に摂っている限り、我々は、代謝のスムーズな遂行を保障されるかというと、そうではない。これは酵素というものが《主酵素》と呼ばれるタンパク部分と、《補酵素》と呼ばれる非タンパク部分と、二つの部分からできている場合が多い、という事情による。補酵素が不足すれば、主酵素はお手上げとなり、代謝は進行しない。

酵素にはアシスタントがいる

ここへきてクローズアップされるのが補酵素である。それは、生体内で合成される物もあるが、多くは外から摂らなければならない。ビタミン・ミネラルがそれである。

我がビタミンCには、補酵素としての役割が与えられている。ビタミンCに関わる病気として、免疫系の障害によるもの、血液凝固系の障害によるもの、腎機能低下によるもの、結合組織生成阻害によるもの、神経系機能不全によるもの、エネルギー不足によるものなどのあることを考えれば、このビタミンの守備範囲の広さを思い知らされるではないか。

人間の持つ遺伝子の数、すなわち遺伝情報の量は極めて多く、人によってはこれを5万とする。この莫大な数の設計図によって、我々は手の数、指の数、手の形、指の形、目の色、目の形、目の機能、肝臓の位置、肝臓の形、肝臓の機能など、数えきれないほど多くの、親ゆずりの因子を与えられるのである。

その設計図は、これらを実現するに必要な酵素の製法以外のものではない。従って、前記の形や色などの直接の設計図は存在しないのである。これから考えると、我々が親から授かった体を完全に運営するためには、主酵素の原料のタンパク質と、それが要求する補酵素とを、抜かりなく摂取しなければならないことが分かるだろう。

最も厳密に言うと、酵素反応においてビタミンに課せられる役割は、主酵素《アポ酵素》との結合の様式だけではない。アポ酵素と補酵素との複合体を《ホロ酵素》という。これが働きかける相手を《基質》というが、ビタミンはさまざまな様式で基質とアポ酵素との相互作用の媒介をするはずである。このすべての様式の役割に対して、分子栄養学では、《補酵素》の名を与えることになっている。

このように考えると、十分なタンパク質を摂っていることと、十分な補酵素を摂っていることとが健康のための必須の条件となる。これが健康管理のイロハである。これを無視して健康を論じるのは、少なくとも科学的ではない。イロハの無視から起こる病気は極めて多いのである。

図⑥　遺伝情報から代謝産物へ

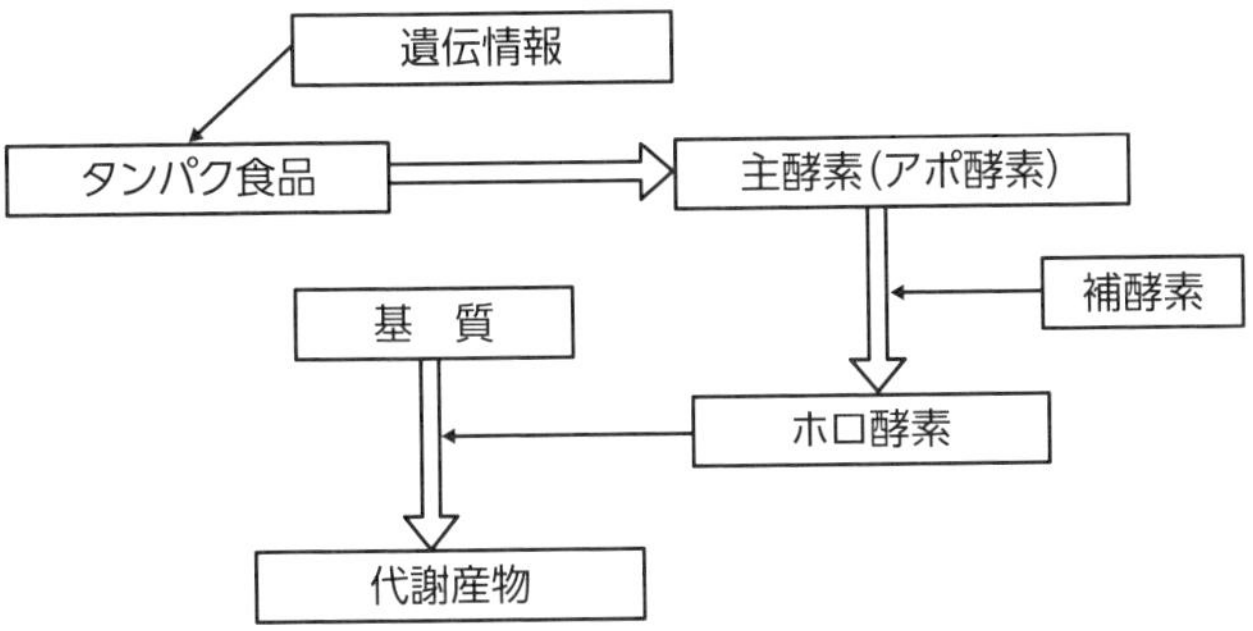

図⑦　壊血病を表しているエジプトの象形文字

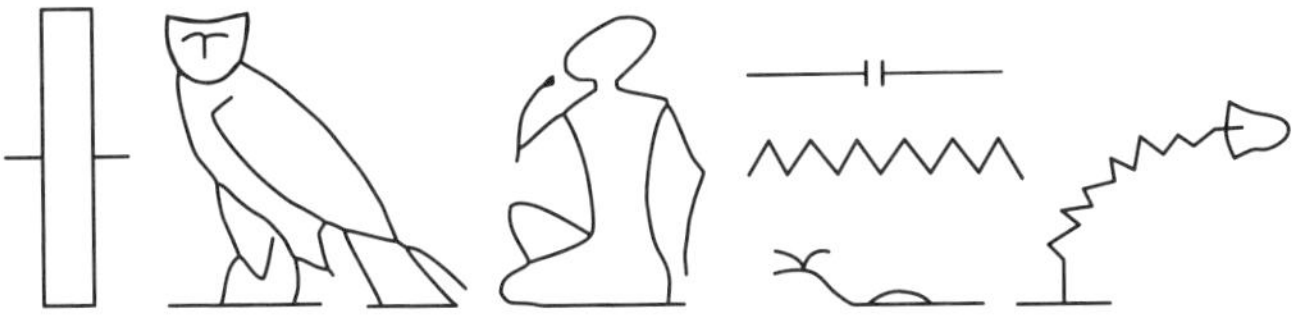

酵素は、タンパク質を論じるにあたって、最大の問題である。これについては、『タンパク質の分子栄養学　三石巌全業績 9』（本シリーズ1『高タンパク健康法』）に詳しく扱ってある。

酵素食品が流行っているが、納得しかねるところである。要するに、我々は約3000種の酵素を必要としており、その製法は親から教わっている。そこに外から酵素を摂り入れることは、特別な酵素を除けば、全く不自然な、強引なお節介といわざるを得ないのである。

ビタミンCが不足すると疲れやすい

ビタミンCという物質が、壊血病と関わりにおいて発見された事情はすでに述べた。この事実の重みが余りにも大きいところから、ビタミンCが不足すれば壊血病になるのだから、壊血病にならなければ、ビタミンCは十分、という図式が定着したかのようだ。

これが誤解であることは、風邪とビタミンCとの関係で、すでに明らかになったはずである。壊血病でないからといって、ビタミンCが不足でないという保証は、どこにもない。すべての病気に、軽症と重症とがあり、急性と慢性とがあるが、壊血病でもそうである。いきなり歯茎から出血、というのが決まりではないのだ。

ビタミンCの必要量についてはすでに触れたが、大量摂取がない限り、それの不足は普遍的に見られるはずである。そうだとすれば、大部分の人は慢性壊血病に罹っている恐れがある。これは結局、ビタミンCが補酵素として働く代謝が、必ずしも最高のレベルで行われていない状態に対応している。

ビタミンCが不足している場合には、特に自覚はなく、体調が優れない、疲れやすいぐらいのところである。筋肉細胞内にあるエネルギー発生装置《ミトコンドリア》には、エネルギー源となる脂肪酸を搬入しなければならないが、これのキャリアーになる《カルニチン》はビタミンCなしには作れない。そこで壊血病が起こるほどまでにビタミンCが欠乏状態にあったら、筋肉はエネルギー源を絶たれるので、疲れやすくなるのである。風邪を引きやすい人は、慢性壊血病といって良い。その意味では、これを壊血病などといわず、ビタミンC欠乏症とする方が適切であろう。

古典的な常識では、ビタミンCのような水溶性のビタミンは、多く摂取すれば、たちまち尿に排出されるという話になっている。これでは、血中ビタミンC濃度を高めることなど思いもよらず、低ビタミンC血症の概念も意外であろう。しかし現実には、ビタミンCは大量に摂取されれば、その濃度は全身の器官にわたって上昇するのである。またビタミンCを除去した食事を続けても、半年経たなければ壊血病の発症は見られないのである。

後で述べることだが、ストレスがあれば、それに対抗するために分泌される副腎皮質ホルモンの生成の代謝がビタミンCを要求するので、ビタミンCの大量消費が起きるので、その濃度下がり、慢性壊血病は亢進する。

　急性壊血病、すなわち急性低ビタミンC血症は、まず顔色に表れ、土気色に変色する。そして、スタミナが失われ、息切れがする。関節や手足に疼痛が発生する。走るような痛みが脚に起こることもある。やがて、歯茎が痛くなって、ちょっとのことで出血する。皮膚に出血のための小さな紅斑ができる。

　紅斑がどこよりもできやすいのは、脚の皮膚の毛嚢の部分である。まぶたが紫色に腫れ、鼻血や血尿の出ることもある。症状が進行すると、顔色は黒ずんで、ますますスタミナが失われ、動悸や息切れが亢進する。歯茎の出血も激しく、歯はぐらついてくる。顎骨の壊死が始まり、息が臭くなり、全身に紅斑が現れる。

　結局、病気が高じて死に至るわけだが、こんな症例は今では見られない。しかし、壊血病の原因が分からなかった時代には、これは珍しいケースではなかった。壊血病とは、血管壁が構造不全のために弱くなって破れる病気である。従って、出血が異常に多発する。

キーワードになったDNA（デオキシリボ核酸）

　血管壁に強度を与える材料は、《コラーゲン》という名のタンパク質である。これは、日本語で膠原と呼ばれる物質で、煮ればゼラチンになる。膠《にかわ》になる。タンパク質と呼ばれる物質の分子は、いわゆる高分子であって、長い鎖の形をしている。アミノ酸が、数百数千とつながったものだ。生体のタンパク質成分を構成するアミノ酸は20種あって、それぞれが決まった順序につながっている。

タンパク質には、血液のもの、大豆のもの、牛乳のもの、卵のものと、いろいろな種類があるが、その違いはアミノ酸の順序の違い以外のものではない。コラーゲンがタンパク質だということは、それがアミノ酸の鎖であることを意味する。そして、それがコラーゲンであるためには、コラーゲンに特有な順序で、約１０００個のアミノ酸がつながっていなければならない。このタンパク質の一つの特徴は、トリプトファン・フェニールアラニンの二つのアミノ酸を含まないことである。また、アミノ酸のグリシンが飛び抜けて多いことである。

我々が、親からコラーゲンの製法を教わった、ということは、そのアミノ酸の順序を教わっていることを意味する。その順序の記録はどこにあるかといえば、それは、細胞の核の中の染色体にある。染色体の中の遺伝子にある。遺伝子は、《ＤＮＡ》(デオキシリボ核酸)という名の分子であることが、１９５３年、ワトソン・クリック両氏によって突き止められた。

ＤＮＡ分子は、二重らせんの形を取る。縄梯子をひねった形、といって良い。縄梯子にはステップが付いており、そのステップが4種ある。4種のステップの組み合わせで、アミノ酸の暗号ができている。結局、ＤＮＡという名の縄梯子が、アミノ酸の順序を決めるのだ。

一つのＤＮＡ分子に、実は多数の遺伝子が乗っている。遺伝子のつながりがＤＮＡだといって良い。我々は、DNA分子の形で、親から遺伝情報を受け継いだのである。そして、遺伝子に記されているのは、アミノ酸の順序以外の物ではない。特定の順序にアミノ酸をつなぐと酵素ができ、コラーゲンができ、ということだ。

20種のアミノ酸には、システイン・リジン・グルタミン酸など、名前が付いているが、その中に、プロリンやリジンがある。コラーゲンを構成するプロリンとリジンは、水酸基が付いて、《ヒドロキシプロリン》と《ヒドロキシリジン》とに変形している。プロリンからヒドロキシプロリンを作るのにも、リジンからヒドロキシリジンを作るのにも、水酸化酵素の登場を必要とする。

そこで分かったことはコラーゲンの製法の中には、《水酸化酵素》の製法が含まれていなければならない、ということだ。それなら我々は親からこの製法も教わっているはずである。

図⑧　ＤＮＡ分子の暗号

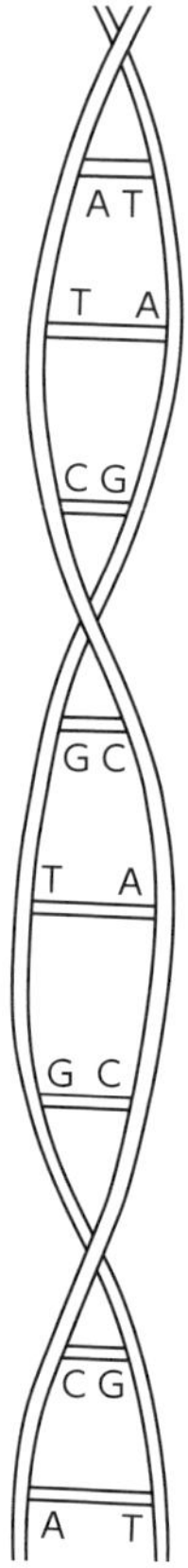

歯茎から血が出る時

コラーゲン分子はトロポコラーゲンという長いタンパク分子が三つ集まって三つ編みの丈夫な繊維になっているが、これがきちんと作られるためには、プロリンとリジンとに水酸基が付いていなければならないのだ。このような構造のコラーゲン繊維の引っ張り強さは、鋼鉄よりも強いのである。

ここで、補酵素の役割を思い出していただきたい。水酸化酵素は、当然のこととして補酵素を要求するだろう。それがビタミンCであったのだ。だから、ビタミンCがなければ、ヒドロキシプロリンもヒドロキシリジンもなく、従って正常なコラーゲンはできないことになる。

これは、コラーゲンが正常な場合の話である。コラーゲンを作るアミノ酸の鎖では、プロリンのところがヒドロキシプロリンに、リジンのところがヒドロキシリジンになっている。それがそうなっていなかったら、そのコラーゲンはにせのコラーゲンのはずだ。3本のトロポコラーゲンがバラバラになっている。その組織に欠陥があるのは、むしろ当然であろう。

コラーゲンの組織を見ると、平行に走るコラーゲン分子の間のところどころに橋が架かっている。漁網では、糸と糸とが結ばれているが、そのような漁網を何枚も上下に重ね合わせて、その上下の間にまた橋を架けたような構造を想像していただきたい。

この構造を《架橋結合》という。ヒドロキシプロリンの代わりにプロリンのある、にせのコラーゲン分子では、コラーゲン繊維の形が正しくないこともあって、架橋結合がうまくできない。このようなコラーゲンが血管壁を作っているとすれば、その強度は、低下せざるを得ない。

コラーゲンの組織のきれいな構造は、温度37度でも不安定になる。高温の洗顔や蒸しタオルは美容上、不利だということだろう。

ビタミンC不足のコラーゲン組織を顕微鏡で見ると、本来あるべき暗黒色の繊維の束が消えている。これは鉄筋のないコンクリートのビルディングに例えられる。

我々は歯茎がピンク色をしているのを知っている。これは無論血液の色だ。歯茎には毛細血管が発達し、そこに大量の血液が送られてきているから、その色が赤味を帯びているのだ。歯茎に分布する血管が、コラーゲンの不足か異常で、ひびの入ったゴム管のようになったら、それは破れやすくなる。これが、《壊血病》を特徴づける歯茎からの出血現象である。

壊血病の時、歯茎はスポンジ状になっている。これは、コラーゲン劣化のためである。というのは、コラーゲンは、細胞と細胞との隙間で、詰め物のような働きをする《細胞間質》の主役だからである。詰め物が怪しかったら、組織がスカスカになるのは当然ではないか。

図⑨　コラーゲン組織

コラーゲン分子

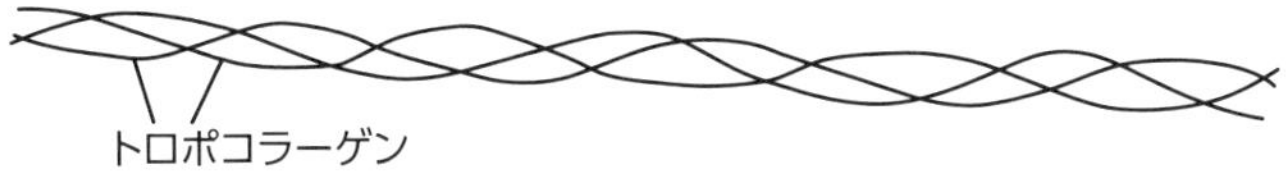

コラーゲン組織

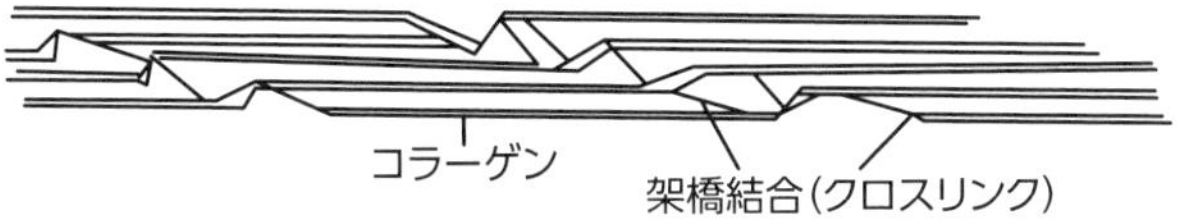

コラーゲンの代謝回転

コラーゲンは細胞と細胞との間でも、細胞群である臓器と臓器との間でも、重要な成分となっている。これらを支持し固定する《結合組織》の主役となっているのだ。

ビタミンCの役割は、3本のトロポコラーゲンをまとめて強度を与えるところにあった。ところがそのトロポコラーゲンの前身は《プロコラーゲン》である。遺伝子にあったコラーゲンの設計図は、実はプロコラーゲンのものであったのである。そしてまた、プロコラーゲンをトロポコラーゲンに変える代謝に登場する酵素の設計図も、遺伝子に刻まれていたのである。この酵素がまた、ビタミンCを要求することが分かってきた。

そういう次第であるから、コラーゲン分子ができあがるまでの何段階かの代謝の中に、ビタミンCの出番が3回あることになる。結局、ビタミンCがなかったら、欠陥コラーゲンどころか、コラーゲンは全くできないのだ。

コラーゲンは人体を作るタンパク質の3分の1を占めている最も重要な成分である。それは、血管壁ばかりでなく、骨にも皮膚にもあり、結局は全身にあるといって良い。それの使命を制するものがビタミンCであったのである。無論これはタンパク質の一形態なのだから、低タンパク食では話にならない。タンパク質やビタミンCの不足からくる病気はいろいろあるが、コラーゲンの異常を通して現れるものとして、ギックリ腰・床ずれ・ヘルニア・胃下垂・遊走腎から腫物（できもの）・静脈瘤までをあげることができる。骨の形成上、いかにビタミンCの寄与が大きいかは、一卵性双生児の場合でも、これを大量に与えられた方の身長が高いという事実が、雄弁にこれを物語っている。

皮膚は細菌に対する防御の最前線に当たる。従ってコラーゲンが完全でないと細菌の侵入を許すことになる。できものはその前線を突破した細菌の集落なのだ。

生体は、すべての部分で新旧交代を行っている。これを《代謝回転》というが、コラーゲンは代謝回転の最も遅いものである。コラーゲンの代謝回転では《コラーゲン分解酵素》が働いて既存の分子を壊し、新しいコラーゲン分子を作るわけだが、この酵素が活発になるのは、骨の成長の時、傷が付いた時などである。炎症が起きた時、コラーゲン分解酵素は活性化される。関節炎や歯周炎の時骨が溶かされるのは、コラーゲン分解酵素の作用による。

シワ取りの原理

コラーゲンの架橋結合は、年を取ると増える。老人の皮膚にできるシワは、その結果である。架橋結合の多いコラーゲン組織は皮膚ではなめし皮同然になる。そこで靴の皮にシワがよるのと同じ理由によって、顔にシワができるのである。

この架橋結合過剰のコラーゲンを分解して新しいコラーゲンと交代させることができれば、

シワは伸びて良い理屈である。それにはまず、コラーゲン分解酵素を活性化させる必要がある。この酵素は、大体コラーゲン分子に結合して鳴りを潜めている。これを活性化すれば良いわけだ。コーネル大学の研究班は、この方法を発見した。それは、《アテロコラーゲン》というものを皮膚に塗る方法だ。コラーゲン分子の両端には、もともと三つ編みにならずにバラバラになった部分がある。これを切り落としてバラバラ部分をなくしたものが、アテロコラーゲンと呼ばれる。それを皮膚から浸透させれば良いのである。

年を取ると、体内各所に死細胞が続出する。するとその後は、コラーゲンを主成分とする結合組織で埋められる。しかもそこでは架橋結合が増える。年を取って体が硬くなる現象は、このようにして説明される。コラーゲンの代謝回転のスローモーションが恨めしくなる。

ホメオスタシスとストレス

正常な細胞は、それぞれ一定のコントロールの下に、特定の機能を営んで、全体として統制の取れた個体を作ろうとしている。この事実を《ホメオスタシス》(恒常性)と呼んだのは、アメリカの生物学者ウォルター・キャノンである。それは、1932年のことであった。

かつて19世紀フランスの偉大な生理学者クロード＝ベルナールは、「内部環境の恒常性による生命の維持」を提唱した。そこには恒常性が失われれば、健康も失われる、という思想がある。キャノンはこれを一歩進めたわけだ。

我々の体温は、ほぼ一定に保たれている。血圧も、血糖値も、血球数も、心拍数も、血中コレステロール値も、あらゆる数値について、同様である。

このホメオスタシスの鍵を握るのは何かといえば、それは、交感神経系とホルモン系との二つである。前者は自律神経系といっても良い。自律神経系が失調しても、ホルモンの分泌やバランスが不十分であっても、ホメオスタシスは崩れるのである。

一方、カナダの生理学者ハンス＝セリエは、ストレス学説を発表した。《ストレス》という学術用語がここまで親しみを覚えさせるまでになったのは、その命名の巧みさもさることながら、ストレスという名の異変が、現代人の日常的経験の中にあるためであろう。

ストレスとは、もともとは物理学用語であって、歪みに応じて現れる「応力」を意味する言葉である。ゴムバンドを引き伸ばせば、それに応じて、歪みを元に戻そうとする力が、内部に現れる。それがすなわち応力であり、ストレスである。

物理学上では、歪みを起こす力を外力というが、セリエはこれを《ストレッサー》と名付けた。我々の体に起こる生理的ストレスは、ストレッサーから来る。この生理的ストレッサーとして、セリエは、傷害や刺激をあげた。

ストレッサーのリスト

セリエの発見の端緒は、ラットを使っての実験からきた。彼は、卵巣・胎盤の抽出液やホルマリンなどを注射した動物を、一定期間後に解剖してみたところ、副腎の肥大、胸腺・リンパ系の萎縮、胃・十二指腸の潰瘍などが見つかった。注射液の内容や性質と無関係に、これらの異変が共通に起きるのである。

セリエはさらに、ラットに、酷寒や酷暑、あるいは回転ケージによる過労などを与えて、前記同様の臓器の異変が起きることを確認した。そこで、これらの異変を総括して、ストレスと命名したのである。

このように、一つの病変の原因が幾つもあるような病気の機序の認識は、ベルナールを否定するものであって、これが最初であり、画期的なものであった。ストレス学説が有名になるについては、十分な根拠があったのである。

ストレッサーのリストは多種多様であって、苦痛・疼痛・心痛・飢え・渇き・酷暑・酷寒・負傷・外傷などをあげることができる。これらセリエの列挙するストレッサーは、意識に訴える性質のものであって、当然のこととして自律神経系にゆさぶりをかける。

一方、有機塩素剤や重金属などは、ストレッサーとしての資格を備えている。これがゆさぶりをかける対象は、自律神経系よりはむしろホルモン系であろう。

ストレッサーを右の点で二つに分け、一つを《精神的ストレッサー》とし、一つを《生化学的ストレッサー》と呼ぶことができる。公害を例に取れば、空港騒音は前者に属し、食品添加物は後者に属する。この公害時代に、自律神経系をじかにゆさぶることなく潜行する、生化学的ストレッサーは不気味である。

話は少し古いが、ロッキード事件の犯人たちは、政治家も実業家も右翼も、例外なしに病気に罹った。そこに起きたのは精神的ストレスであったろう。病は気からの「気」は精神的ストレッサーに対応する。

ストレスの三段階

ストレスは一般に、三つの段階に分けて考えられている。

第一段階は《警告期》である。ここではまずホメオスタシスの破綻が起き、体温は下がり、好酸球という名の白血球数は減り、血液は濃くなり、体液は酸性に傾く。この異変の本質は、傷害・ショックである。警告期の異変が強烈であれば、生命はここで断たれる。

第二段階は《抵抗期》である。警告期のショックが強すぎなければ、これが脳下垂体前葉を刺激して、副腎皮質刺激ホルモンACTHの分泌を促す。そして、ACTHは副腎皮質に働いて、コルチゾンやコルチゾールなどの《副腎皮質ホルモン》を分泌させる。このホルモンは、ストレッサーに対して積極的な抵抗を展開する。その結果、新しいホメオスタシスのレベルができあがる。すなわち、体温も血圧も血糖値も上昇する。

そして、警告期に見られた異変は解消してしまう。これで万事ＯＫかというと、そうではない。というのは副腎皮質の負担の増大があって、そのために、別のストレッサーに対して、抵抗力が減退するからである。

この抵抗期における血糖値の上昇は、糖尿病患者の場合、大問題となる。糖尿病患者に対しては、一般に、ストレッサーを回避せよという警告が発せられる。

この血糖値の上昇は、副腎皮質ホルモンが、体タンパクや脂肪を分解してブドウ糖に変化させることからくる。糖尿病患者でなければ、血糖値の上昇は体液のペーハー値を高め、体液の酸性化を救う作用を持っている。ペーハー値とは、アルカリ度を現すものさしである。これについては、『タンパク質の分子栄養学　三石巌全業績９』（本シリーズ１『高タンパク健康法』）に記したので、ここでは説明を省く。

ストレスの第三段階は《消耗期》である。抵抗期が長く続くと、脳下垂体―副腎系のフィードバックシステムは、ついに機能しなくなる。この時、副腎は肥大し、胸腺・リンパ系は萎縮し、胃潰瘍や十二指腸潰瘍が起こる。生化学的ストレスの場合は、肝臓障害を伴うであろう。

なお、ストレスに際して分泌される副腎皮質ホルモンについては、その合成時にも分解時にも《活性酸素》が出てくる。この《酸化的ストレッサー》による障害も強烈なものである。

さらにまた、副腎皮質ホルモンには、免疫を担当する《T細胞》を殺して免疫機能を低下させる作用もある。

活性酸素についても、『ビタミンEのすべて　三石巌全業績7』(本シリーズ3『ビタミンE健康法』)を参照されたい。ただ、ビタミンCには活性酸素除去作用のあることをここに記しておく。

なお、加齢に伴うコラーゲンの余計な架橋結合も、活性酸素のいたずらである。

肥大した副腎はビタミンCを大量消費

ストレスに対する脳下垂体前葉の対応は間接的である。すなわち、ストレスの症状は知覚神経を通じて脳を賦活し、全身に戦闘態勢を取らせるに至る。その実体は、アドレナリン・ノルアドレナリンなど神経ホルモンの分泌である。これが脳下垂体前葉を刺激して、副腎皮質刺激ホルモンの分泌を促し、このホルモンが副腎皮質に到達して、そこでのホルモン生産を指令することになる。

副腎はこの時、重労働を強いられ、ついに肥大せざるを得ないのである。この過程において、ビタミンCの大量消費が起き、その血中濃度は大幅に低下する。ビタミンCを抜きにしてストレス対策を語るなかれ、と言わなければならない。

ストレッサーに強いということは、タンパク質やビタミンCの節約になる。従ってこれは、生きる上での有利な条件の一つとなる。ストレッサーに強くなる方法としては、冷水摩擦のようなものがあるが、信仰のようなものもある。

ビタミンC不足はストレスに弱い

副腎皮質ホルモンといえば、《ステロイド》の名の下に、湿疹でも《自己免疫病》でも、多種多様な始末の悪い炎症性の病気に対し、ドラマティックな効果を持つ薬剤として知られている。しかしそれは、体内で合成される性質のものだ。図⑩に、まず酢酸を出発点とし、スクワレン・コレステロール・黄体ホルモンを経て作られる。図⑩に、コルチゾール・コルチゾンとあるのが副腎皮質ホルモンである。コルチゾールはコルチゾンの還元型の物質で、副腎皮質ホルモン全体の85パーセントを占める。コルチゾールとコルチゾンとは、生理作用はほぼ同一であって、その消炎作用がストレスに抵抗するのである。

図⑩には多くの矢印があるが、それの表す代謝の一つひとつには、DNAの指令によって構造の決まる主酵素があり、それと結合すべく体外から摂り入れられ、あるいは体内で用意される補酵素がある。すべての条件が整って、初めて代謝は進行する。

図⑩　ステロイドホルモン合成代謝

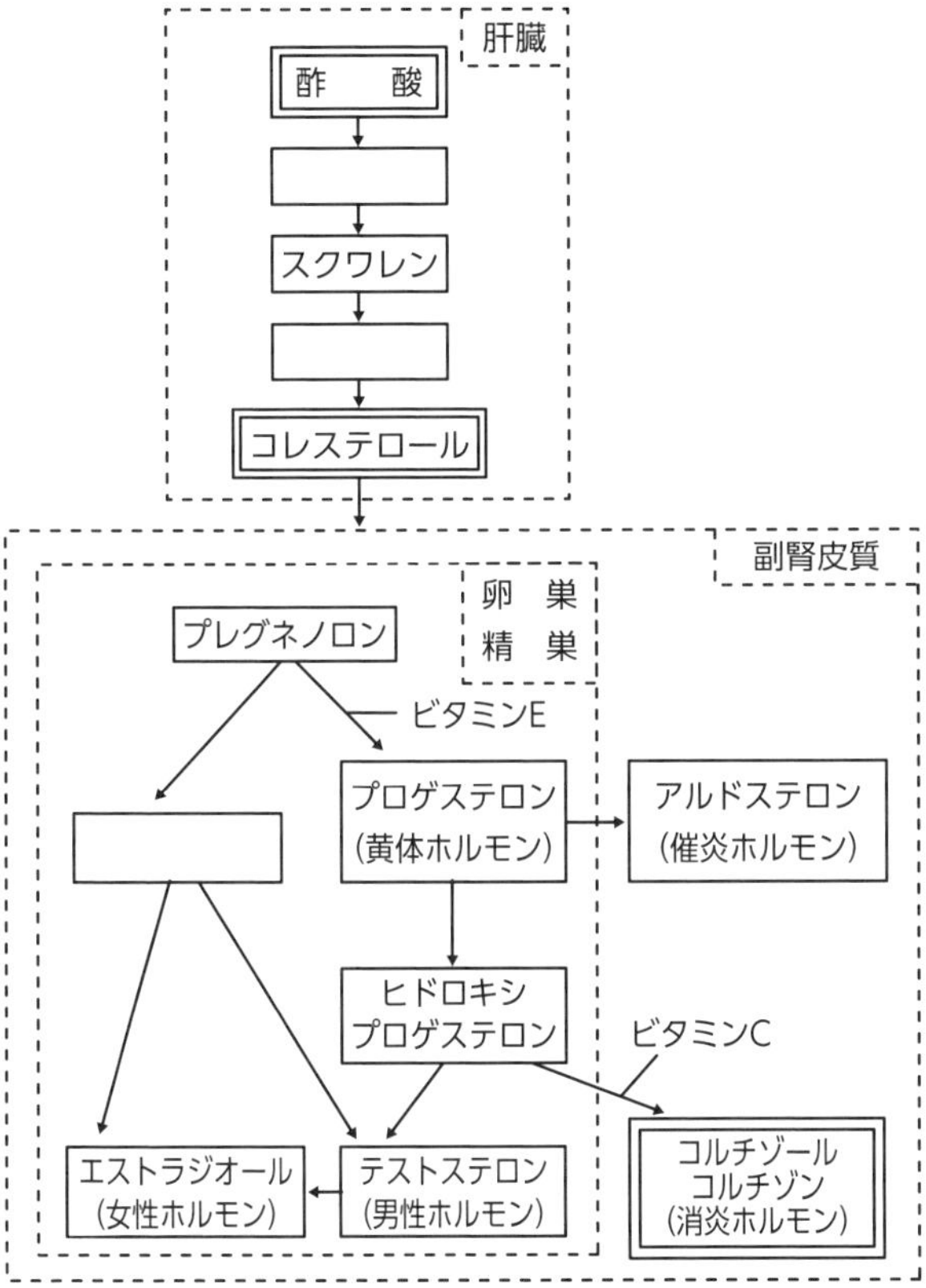

ここで注目すべきポイントは、ストレスの際の副腎皮質ホルモンの役割である。ストレッサーが強力であればあるほど、コルチゾン・コルチゾールの需要が高まり、ヒドロキシプロゲステロンからコルチゾール・コルチゾンへの代謝が亢進せざるを得なくなる。そのために、ここに登場する補酵素ビタミンCの大量消費が起こる。

従って、ビタミンCの補給がスムーズに行われなかったら、副腎皮質ホルモンによる抗ストレス作用が行われず、消耗期への移行が早まる結果となる。平たく言えば、ビタミンCが不足すれば、ストレスに弱いということだ。

ヒドロキシプロゲステロンから黄体ホルモンへ、黄体ホルモンからプレグネノロンへ、という順序になる。要するに、黄体ホルモンが十分になければ、幾らビタミンCがあっても、副腎皮質ホルモンは作られないのだ。

そこで、プログネノロンから、黄体ホルモンを作る代謝の補酵素としてのビタミンEが問題になる。ビタミンEの不足があっても、副腎皮質ホルモンの生合成は頓挫せざるを得ないのだ。

よく、ビタミンのバランスなどという話をする人があるが、ここで、ビタミンCとビタミンEとのバランスという見方ができる。しかし、バランスの実体が、ここに述べたようなものであるとすれば、それを流動的な概念としなければならないことが分かるだろう。

黄体ホルモンは妊娠のためのホルモンでもあるから、不妊に悩む人はビタミンEを増加させなければならず、ストレスのある人はビタミンCを増加させせなければならない。

これら二つのビタミンの必要量の比を固定的に考えたら、とんでもないことになる。

中間生成物スクワレン

77ページの図⑩の中に、《スクワレン》という文字のあることに気付いた人もあろう。それは、近来、深海ザメの肝油の成分として、一部の人に騒がれている物質である。この図で明らかな通り、スクワレンは、人間の肝臓でも作られるコレステロールの原料である。

原則として、すべての代謝がそうであるが、代謝が要求する酵素は、必要に応じて必要なだけ作られる。従って、中間生成物―スクワレンはその例である―も、必要に応じて必要なだけ作られることになる。中間生成物が外部から与えられるのは、一般には代謝の攪乱《かくらん》であって、迷惑であるが、不足を補う結果になる場合もある。この場合も、多分例外ではあるまい。

スクワレンが、化粧料として使われている事実をご存じの方もあるだろう。この物質には、脂溶性ビタミンなどを運んで皮膚を通過させる作用のある点に利用価値があるのだ。

リゾゾーム膜の強化法

副腎皮質ホルモンの消炎作用は何か、と問われるならば、それは、消炎箇所の細胞の生体膜から、炎症の原因を作る不飽和脂肪酸アラキドン酸が遊離するのを阻止することと、リゾゾーム膜の強化との二つと答えなければなるまい。

我々の体を組み立てている細胞の構造を見ると、細胞膜に包まれて細胞質がある。そのほぼ中心に核があるわけだが、その周りにはいろいろな小器官がある。《小胞体》（ミクロゾーム）・ゴルジ体・ミトコンドリアなどが、その比較的大きなものである。

《リゾゾーム》は、《ゴルジ体》が切れてできた小さな卵型の顆粒である。その特徴は、それを包む膜が極めて破れやすいこと、内部に40種余りの分解酵素を収めていること、の二つである。

要するにこの細胞小器官は、外来の侵入者に対する防衛手段の一つとして位置付けられる。リゾゾームに内蔵されたリゾゾーム酵素は、外来の侵入者を分解処理する目的で用意されている、ということだ。

その事実は直ちに、リゾゾームという名の自衛隊が誤って自己の細胞を分解し、いわゆる「細胞の自己消化」を強行する危険性のあることを示している。副腎皮質ホルモンは、これを防ぐのである。ステロイド剤はこの目的で利用される。

図⑪　細胞膜の構造

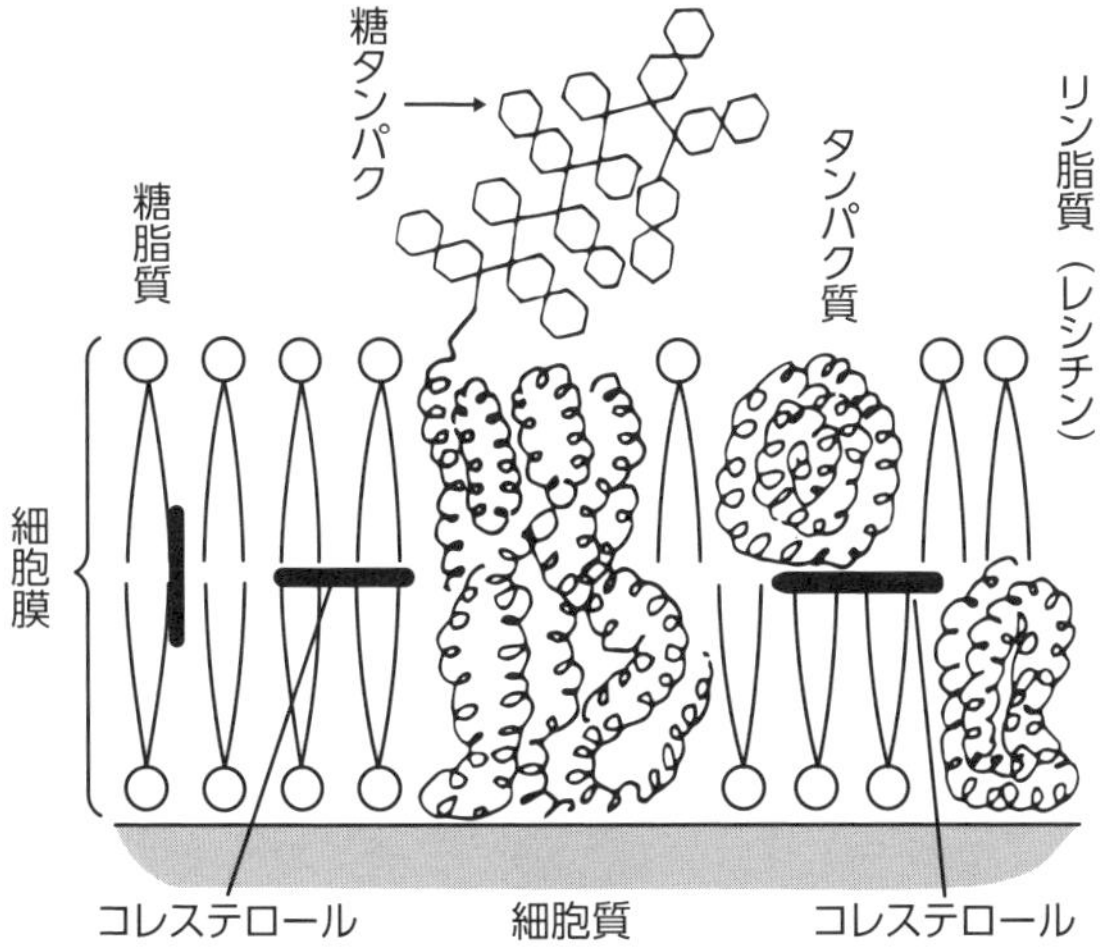

リゾゾームに傷害を与えるものは極めて多い。生化学的ストレッサーは、すべてその可能性がある。そして、紫外線さえもが、リゾゾーム膜を破る。海水浴などで強烈な日光を受けると、皮膚が赤くなって、炎症の起きていることを示すだろう。これは、リゾゾームの破壊の結果である。その意味では、紫外線・放射線は《活性酸素》の発生によって生化学的ストレッサーとなる。

紫外線や放射線は、体内の水を分解して、水酸基（OH）を作る。これが《遊離基》（フリーラジカル、またはラジカル）と呼ばれる活性の高いものになって、リゾゾームを攻撃するのである。この水酸基は特に《ヒドロキシルラジカル》という名の強烈な活性酸素である。ラジカルについての詳しい説明は後にゆずる。

そうなるとリゾゾーム膜を強化する方法が欲しくなる。そして、その解答として、副腎皮質ホルモンすなわちステロイド剤が存在するのである。

湿疹が出た時、あるいはそこまでいかなくても皮膚がかゆい時、ステロイド剤の軟膏を塗ればすぐ治る。これは、リゾゾームが破れなくなった証拠に他ならない。

このような症状が現れた時、我々の副腎皮質は、ホルモンの分泌量を増やしているはずである。もしその量が十分ならば、外からコルチゾンを与えなくても、この皮膚症状は治るはずだ。それがそのようにならないのは、分泌量が十分でないことと、それが皮膚の毛細血管にまで十分にいき渡らないことと、両方の理由によるのであろう。

この事実を見る限り、副腎皮質のフィードバック機構は、完全に鋭敏に運営されているとは言いにくい。だからこそ、ステロイド剤の塗布や、内服が有効性を持つことになってくるのだ。

すでに述べたように、コルチゾンの類の副腎皮質ホルモンは、体タンパクや脂肪を分解してブドウ糖に変化させる作用を持っているので、この種の薬剤を用いる場合、副作用が厳しく警戒されている。

副腎皮質ホルモンの副作用

副腎皮質ホルモンの本質は、抗ストレス作用および消炎作用・免疫抑制作用である。ステロイド剤はこの目的で利用される。

ストレスが加われば血中副腎皮質ホルモン濃度が低下し、それにフィードバックして、副腎皮質はホルモンの製造を開始する。従ってもし、副腎皮質ホルモンの外からの投与が持続すれば、副腎皮質は休業せざるを得なくなる。

これが長引くと、副腎皮質機能は低下し、いざという時、必要な量のホルモンの産生ができず、ストレスに異常にもろい体ができてしまう。これでは、わずかなストレッサー、例えばちょっとした怪我や心労にも負けて、病床に就くようなことにもなる。

副腎皮質ホルモンには、腎臓におけるブドウ糖の再吸収を抑制する作用がある。前述のタンパク質を分解する作用は、筋肉の萎縮をもたらす。また、上皮を薄くし、骨をもろくする。またさらに、免疫担当のT細胞を殺し、細胞分裂を抑制するのである。

ステロイドの副作用の表現としてよく知られるのは《ムーンフェイス》である。血清中の脂肪が増加して、これが首から上に沈着する結果として、満月のような形の顔が作りあげられる。この脂肪が手足にくっつかないために、ムーンフェイスの人は、ぶかっこうな体形を与えられる。このような時、ステロイド剤の投与を一気にやめると、ややこしい障害が起きるので、副作用からの離脱は容易でない。

ストレスの消耗期に、胃や十二指腸の潰瘍が起きることは、すでに述べたところである。これらの潰瘍は、一面においてはリゾゾーム酵素による自己消化であり、一面においては、胃壁や十二指腸壁の細胞の膜の損傷である。抵抗期には副腎皮質ホルモンの供給があったために、リゾゾーム膜は破れずにいた、と考えて良い。

ステロイド剤の副作用としては、リゾゾーム膜の過剰強化によるデメリットもあげられている。

リゾゾーム酵素は、その膜が破れて放出された時に働くのではなく、本来はその反対にそれが破れない状態で、状況に応じて出動し、内包運動によって、液胞の形で細胞に取り囲まれたものとリゾゾームとが合体することによって働く。図⑫は後者の場合の説明である。

図⑫　リゾゾームとゴルジ体

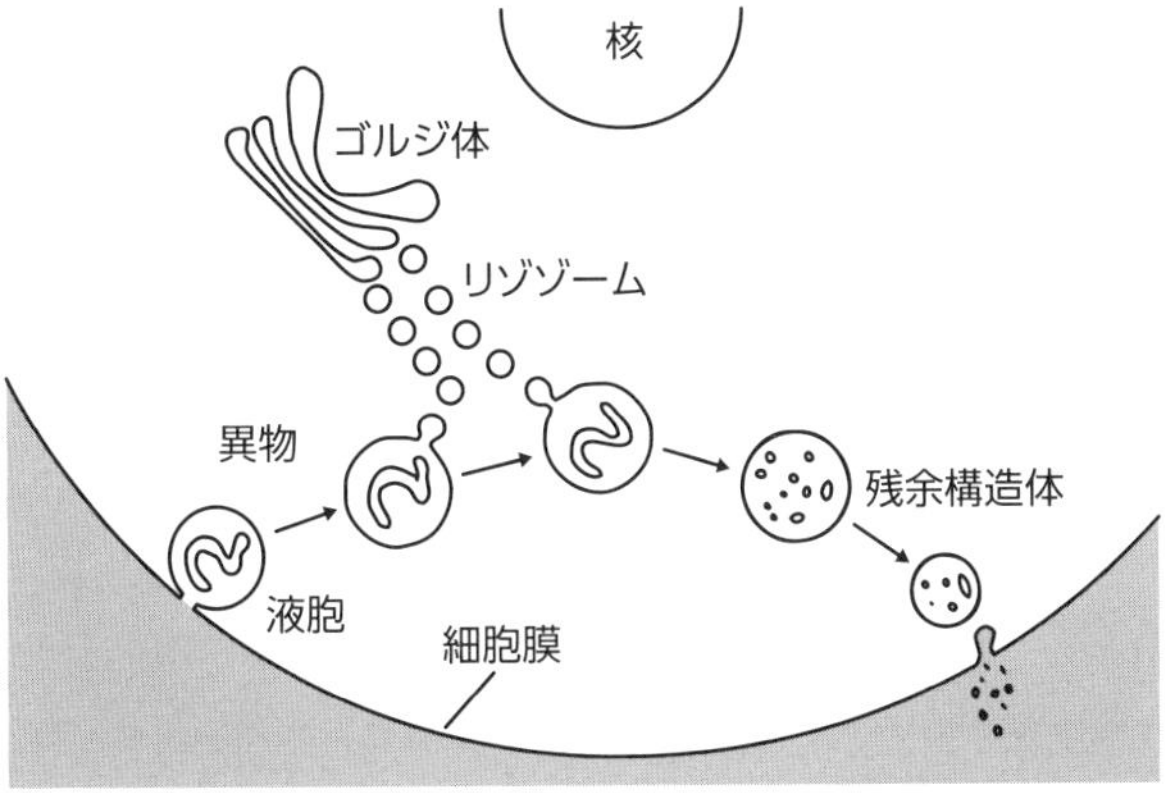

リゾゾームの役割がこのようなものであることを考えれば、その膜の過剰強化は、それの本来の役割を否定する性質のものである、とせざるを得なくなる。リゾゾーム酵素によって分解されるべきものが、分解処理を免れるわけだ。これが、ステロイド剤の副作用の一面をなすと考えるのは、むしろ当然であろう。そこで、リゾゾーム膜強化作用の温和なアスピリンや、膜の安定化をはかるビタミンEを考慮に入れることの意味が出てくるのだ。

一方、細胞膜の損傷は、膜の主成分である《リポイド》リン脂質の酸化による。主犯は例の活性酸素である。これに対して有力な除去物質はビタミンEである。ビタミンEには、リゾゾーム膜を安定化する作用もあるので、胃潰瘍や十二指腸潰瘍は、ビタミンEの投与によって、予防もでき、改善もできる。

これを要するに、我々がメガビタミン主義の立場を取る理由の一つは、それによってステロイド剤のご厄介にならずに済む可能性を思うからに他ならない。ステロイド剤は怖いのである。

なぜ大量に必要なのか

ビタミンは微量で良いものとされてきた。それが、一日必要量数十グラムというような大量を指示されたら、昔風の人は面食らうに違いない。高橋晄正氏の『薬』（1972年）にも、「体がバラバラになってしまうだろう」と記されている。

風邪に罹るとポーリングは一日40グラムものビタミンCを摂るという。しかし私と同じ1901年生まれの彼は、かくしゃくとして、世界を駆け巡り、まだ自分の研究所で研究にいそしんでいる。体がバラバラになった形跡は見当たらない。

彼はまた、ビタミンCの最大耐容量というものを決めている。それは、経口的にビタミンCを摂った場合、下痢が起きない限界量のことだ。病気が重いほど最大耐容量は大きく、一日200グラムという例さえある。

急性感染症の場合、その数値の80〜90パーセントの投与が必要だという。最大耐容量には大きな個体差があるけれど、同じ人でも状況によって大差がある。

ビタミンCが、他のビタミンと比較して、特に大量に要求される背景には、重要な根拠がある。それは、進化と結び付いている決定的なものだ。

生命の実体が代謝であること、代謝が酵素によって営まれることは、すでに述べたところである。その事実から直ちに、地球上における生命の誕生が、酵素の出現に裏付けられていなければならないことが分かる。酵素が補酵素を要求するという事実も、最初からあったはずだ。

ところで、問題のビタミンCは、下等な動植物から高等な動植物に至る、ほとんどすべてのものに存在している。多くの動物では、ビタミンCを含む食物を摂らなくても、大量のものが、体内にあるのだ。この事実は、ビタミンCが自前で合成されていることを示している。

ビタミンCは尿として流出？

これまではよく、ビタミンCを大量に摂っても、そばから尿に捨てられてしまうから無駄だ、と言われてきた。果たしてそれは、真実なのであろうか。

我々は、水を大量に飲めば、それが尿になることを知っている。しかしそれは、管に水を入れたのと違って、すぐ尿になるものではない。要するに、余分な水があっても、加水反応などに利用されることもあって、それは差し当たり体内に止まっている。

ビタミンCについて、同じようなことがいえる。捨てられる時、それは尿に溶けて出て行くのであるから、口から入ったビタミンCは、少なくともトイレで用を足すまでは体内に止まっている。一部は分解するが、大部分は血液や組織のビタミンC濃度を高めている。ビタミンCを大量に摂れば摂るほど、その体内の濃度が高くなる。

経口投与の場合、ビタミンCの濃度は3時間後にピークに達する。その時の数値は、1グラム投与の場合は1デシリットル当たり1・5ミリグラム、3グラム投与の場合は、1デシリットル当たり3・2〜3・5ミリグラムである。そして、特にビタミンCを摂らない人では1デシリットル当たり0・6ミリグラム程度である。

体内のビタミンCの半減期は16日である。これは、放射能を与えたL-アスコルビン酸を人体に投与し、それを追跡して得た数字である。

ビタミンCを含まない食事を続けた場合、壊血病が発症するのは約半年後である。

動物実験では、体重1キログラム当たり5グラム以上のビタミンCを投与して、何らかの有害な生理作用を見なかった例がある。これは、体重60キログラムの成人が300グラムのビタミンCを摂ることに相当する。

サルや人間はビタミンC合成能力がない

鳥でも牛でも犬でも、ビタミンCを体内で作っている。そして、モルモットやインド産のコウモリなど、わずかな例外を除けば、ビタミンCの自給ができないのは、サルと人間だけである。最も進化した動物のみが、ビタミンC合成能力を欠くのだ。この事実は、動物進化の過程で、サルが出現した段階で、ビタミンC合成酵素が失われたことを示している。サルという高等動物は、ビタミンC合成という作業から解放され、そのために浮いたタンパク質やエネルギーによって、高等動物たるに相応しい能力を獲得したのであった。

ビタミンCを作る器官は、鳥類や両棲類や爬虫類では腎臓、哺乳類では肝臓である。これは、ビタミンCの要求の高まりにつれて、小さな腎臓から大きな肝臓へと、製造工場が移転

図⑬　ビタミンCの体内貯蓄量

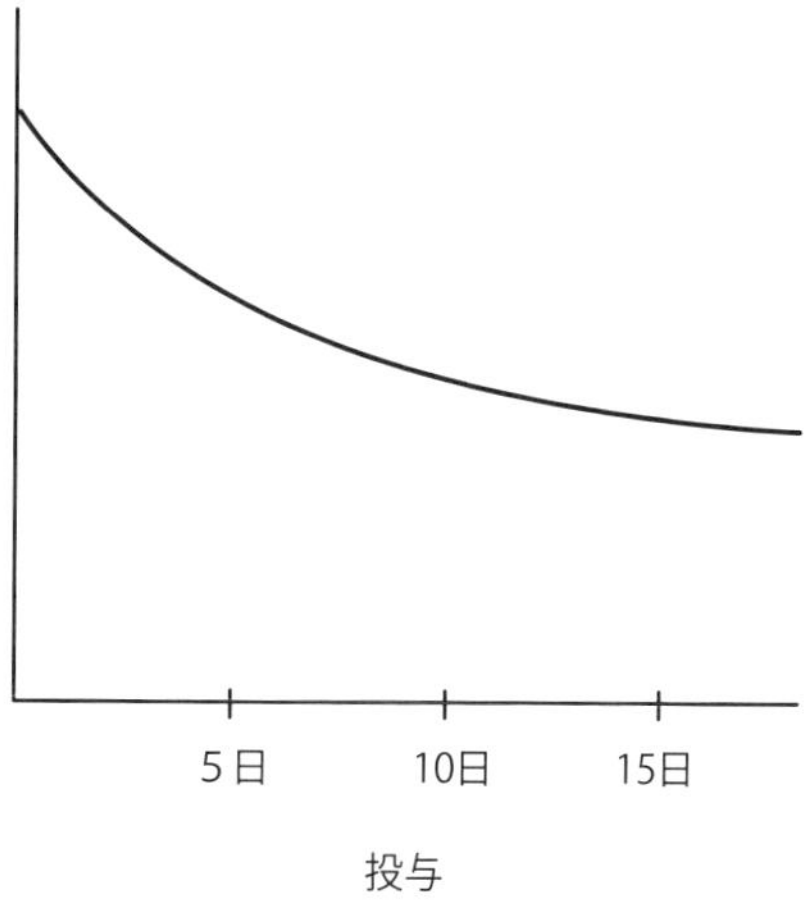

図⑭　ビタミンCの生合成

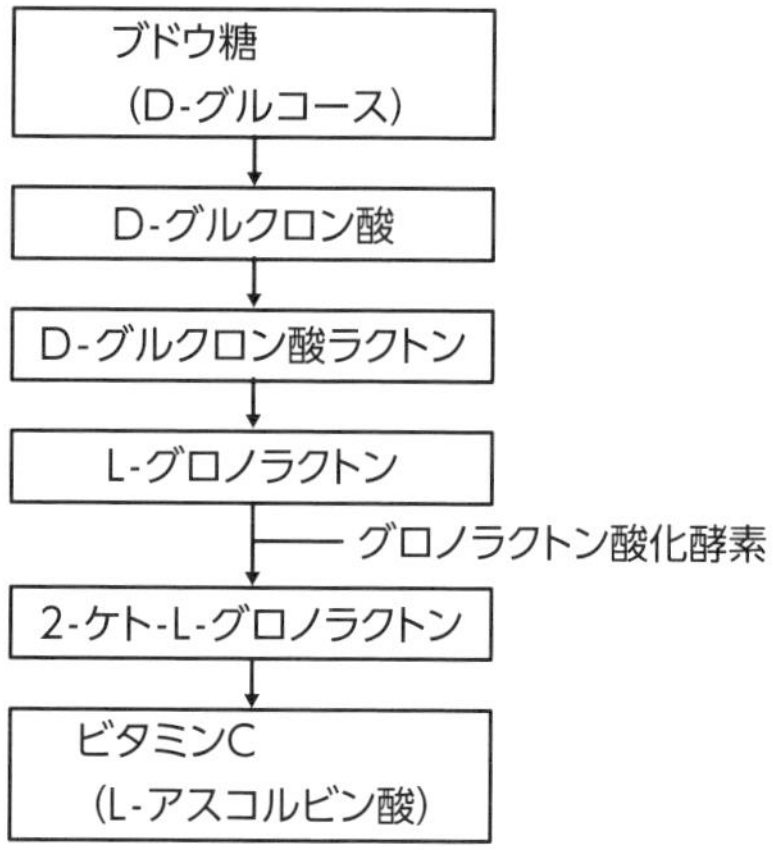

したもの、と理解されている。同じ鳥類でも、進化の段階の高いものでは、腎臓ではなく、肝臓でこれを作っている。

このような、ビタミンCへの要求の高まりの中で、突然変異が起き、サルはこの合成能力を失った。そこで彼らは、ビタミンCの豊富な密林にくぎ付けにされている。そして我々人間は、農業によってビタミンCを含む食品を作り、これを分配する知恵を持つために、地球上のどこにでも住むことができるようになったのである。

個体発生は系統発生を繰り返す、というヘッケルの名言が想起されるが、人間の乳児は、生後10ヵ月ほどの間、自前でビタミンCを作っている。この機能がいかなる機序で失われるか、は興味ある問題だが、成人にも多少はこの機能が残っているだろう、と考える人もいないではない。

ところで、サルが突然変異によって失ったものは何かというと、L-グロノラクトン酸化酵素という名の酵素である。

一般に哺乳動物の肝臓では、血糖からビタミンCを作っている。その過程は、図⑭に見る通り、ブドウ糖から出発して五段階の変化をたどる。突然変異は、その四段階目の代謝を、酵素の欠落によって消し去ったのである。

人間がビタミンCを自前で作れるなら

現実に我々にとって最大の問題は、もし自前でビタミンCの生合成を行っていたとしたら、その量はどれほどか、ということである。なぜならばそれは、我々が意識的に摂取しなければならないビタミンCの量に他ならないからである。とはいっても、我々がこの量を知ることは困難である。

自前でビタミンCを合成する動物で調べた数字を頼りに、推理の手を延ばす他に、方法はないだろう。ただし、変温動物においてはストレッサーが少なく、ビタミンCの要求量も少ないから、これを参考にしてはまずい。やはり、哺乳動物を持ってこなければいけないのである。

ネアンデルタール人の骨格の調査の結論として、この仲間の原人は、直立した姿勢を取ることなく、膝を曲げ足を引きずり、よたよた歩きをしていた、という推測が下されたことがある。やがて研究が進むと、この骨格の持ち主は、重い関節炎を患った老人だと分かった。当時のヨーロッパは氷河時代に入り、ビタミンCを豊富に含む新鮮な獣肉の入手が困難になったことからくる病気のせい、と説明されている。

原人の手足の骨には、ビタミンCの欠乏が刻み込まれているそうだ。

エスキモーとは、「生肉を食べる」という意味の言葉であって、彼らは文字通り生肉を食べているが、北グリーンランドのエスキモーの平均寿命が25歳でしかないのは、ビタミンC不足による、と考えられている。

そこで、参考にすべき下等動物のデータをあげてみよう。もっとも正確な研究はラットを対象としたもののみで、大型哺乳類には全く手が付いていない。

ラットの肝臓が一日に合成するビタミンCの量を、体重60キログラムの成人の場合に換算すると、1・7〜3・4グラムとなる。これだけのビタミンCを摂っていれば、ストレッサーがゼロに近い時なら、血中ビタミンC濃度は正常に保たれる。この数字は、ストレスによって跳ね上がる。

アメリカの動物栄養委員会が1962年に報告したところによれば、サルの場合、ビタミンCの一日必要量は体重1キログラム当たり55ミリグラムである。体重60キログラムの成人の場合に換算すれば、これは3・3グラムとなる。

また、モルモットの場合は体重1キログラム当たり42〜167ミリグラムである。体重60キログラムの成人にこれを適用すると、2・5〜10グラムとなる。人間がもし自前でビタミンCを作るとしたら、その一日量は2〜20グラム、というところだろう。

表③　哺乳動物のビタミンC一日合成量
（体重60kgと仮定して）

動物名	一日合成量（g）
ラット	
ストレッサーなし	1.7
ストレッサーあり	13.0
マウス	16.5
ウサギ	13.5
ヤ　ギ	11.4
イ　ヌ	2.4
ネ　コ	2.4

図⑮　血中ビタミンC濃度と年齢との相関

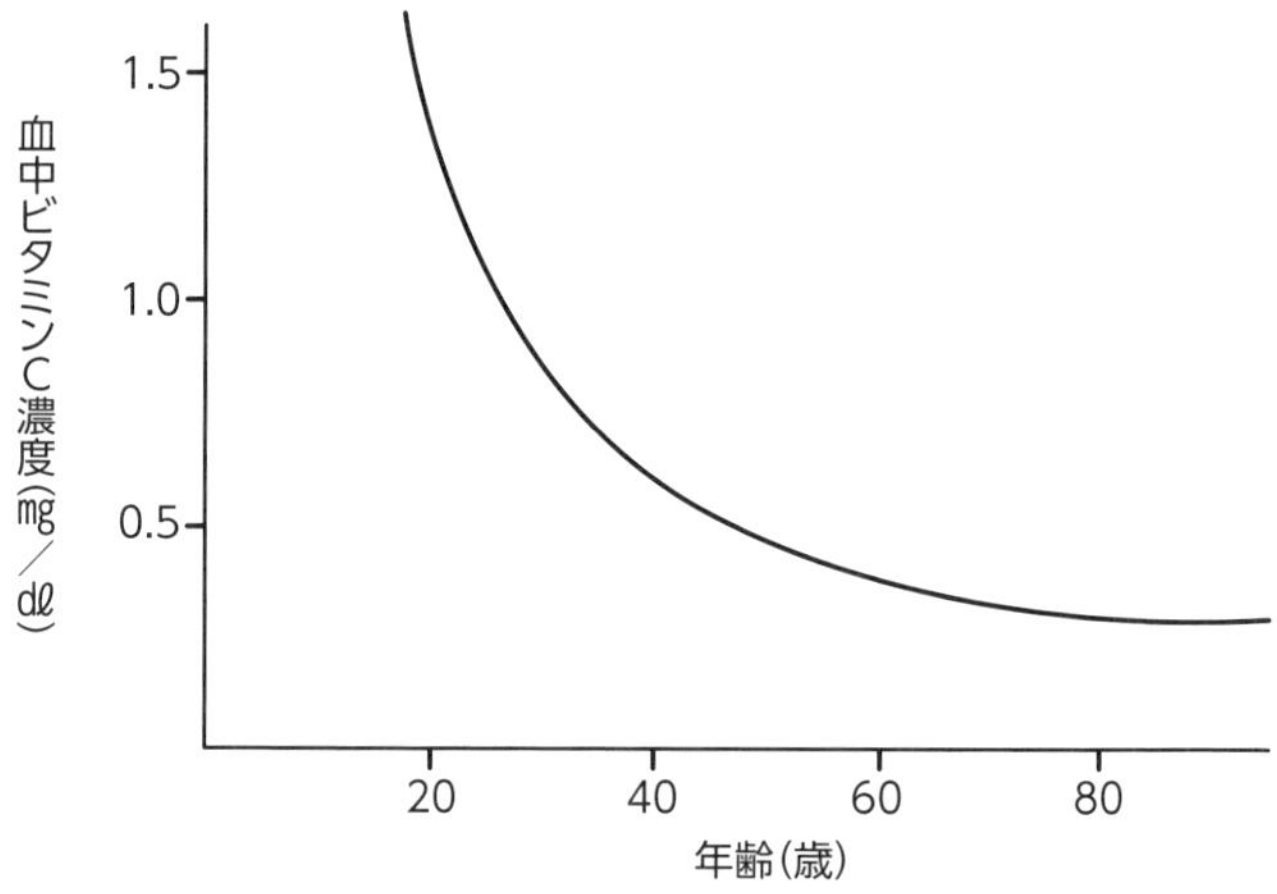

老人の血中ビタミンC

図⑮のグラフは、加齢と共に血中ビタミンC濃度が、低下する様子を示したものである。その低下は、富士山型である。頂上付近では急斜面を下るような按配《あんばい》だが、40歳を過ぎるあたりから緩やかになる。無論これは、積極的にビタミンCに手を出さない人の話であって、我々のように毎日大量のビタミンCを摂っている人の話ではない。ということは、大多数の日本人ではこんなことになっている、と思って良いだろう。

年を取ると血中ビタミンC濃度が下がるのはなぜか、といえば、食事の量の減少と、腎機能の低下による、と考えることができる。

食事の量が減れば、ビタミンCの摂取量も減るだろう。

腎機能が低下すれば、一度原尿に出たビタミンCの再吸収が十分にできなくなって、これが大量に尿中に排出されてしまうだろう。

腎機能が正常ならば、原尿に含まれるビタミンCの量の95パーセントは、糸球体で再吸収されて血液に戻されるのである。

若いうちからビタミンCの大量摂取を心掛けるが良い。20歳ですでに、その血中濃度は急降下を開始するのだ。

4　ビタミンC不足で長引く骨折や外傷

ムチウチ症の場合

車時代が来るまで、ムチウチ症などという病気は、ありふれたものではなかった。この病気は、追突された自動車に乗っている人が、頭部を不意に後方に倒されて起こる。もし、首の筋肉が十分に強く、反射的に頭部を正しい位置に保つだけの力があったら、ムチウチ症は起こりようがない。しかし、現実にそのような自動制御が困難であるところから、ムチウチ症は起こる。このようなことを考えると、首の筋肉の強さや、その反射の機能により、同じ追突事故にあっても、ムチウチ症の症状に軽重の差のあることが想像できよう。

ムチウチ症のメカニズムを考えてみると、問題が他にもあることに気付く。背骨を構成する椎骨の間隙にあって、その連結装置となっている《椎間板》と呼ばれる軟骨の板を無視してはならないのだ。

サケ罐の中身には、しばしば椎骨が見出される。それを見ると、両端が臼のように窪んでいる。椎間板はそこにはまり込んで、椎骨の相対的位置を一定の可動範囲に保つわけだ。ムチウチ症の場合、椎間板はその範囲を超えた動きを強制される。そこで、椎骨の脱臼もしくは捻挫というような事故が起きることになる。

ここまで考えると、ムチウチ症には椎間板の強度が絡んでいることを想像せざるを得ない。そこで椎間板の実質は何か、という問題が起きてくる。これの主成分がまたコラーゲンであったのだ。コラーゲンの生合成において、ビタミンCが重要な役割を持つことを、我々はすでに知っている。ビタミンCが不足の状態では、正常な椎間板の持ち主にはなり得ない、ということはすぐ分かる。そういう人がムチウチ症に容易に罹るといっても過言ではない。

図⑯　ムチウチ症

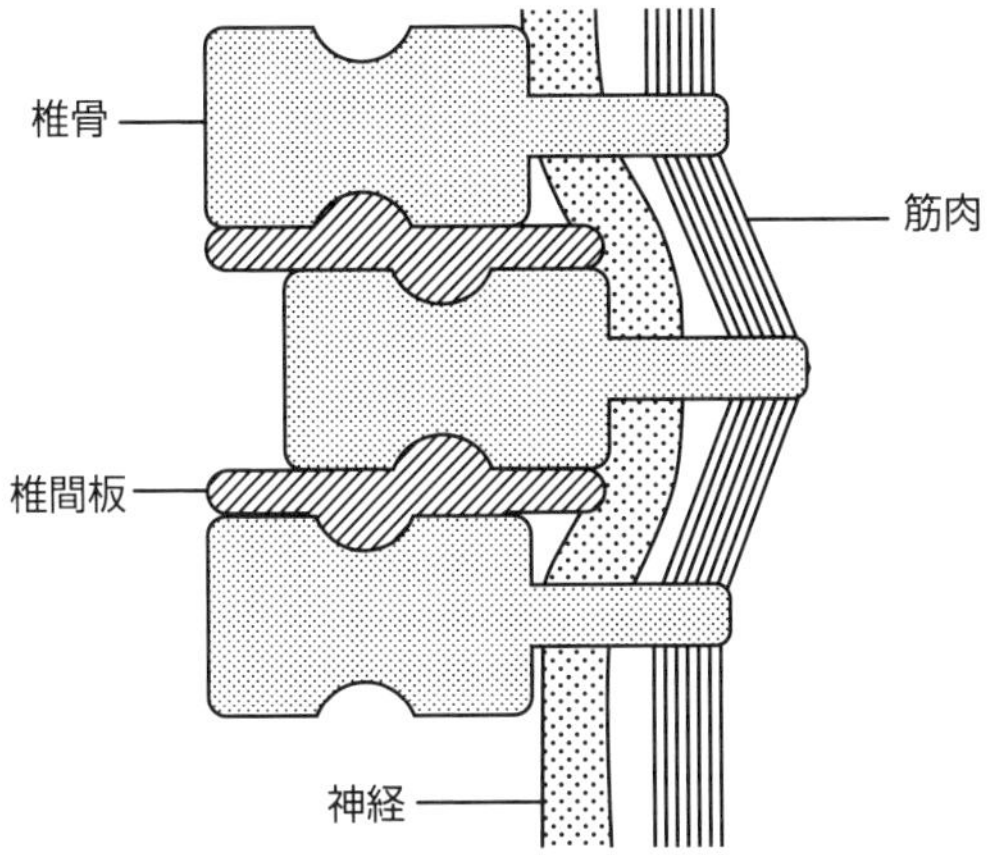

牽引ばかりが能ではない

私の勉強会のメンバーにF夫人がいる。この人がメガビタミン主義者であることは分かっていたが、その夫君がムチウチ症に悩まされていた話は、それが全快した時初めて聞いた。彼女は、夫君にメガビタミン主義を押し付けて、見事に成功したというのだ。

夫君F氏は、40歳代の働き盛りの男性である。彼が4年前、自動車事故にあって重いムチウチ症になった。無論、最初は入院したのだが、いつ果てるともない病院生活に見切りを付け、退院してしまった。しかし頭痛がひどくて仕事にならないので、毎日出社前に病院に立ち寄り、牽引療法をやってもらうことにした。4年間、この日課は一日も怠ることがなかったという。

この状態の時、夫人はF氏にビタミンCを勧めた。初め、F氏は半信半疑で、別に期待するところもなかったそうだが、それはどこにもあることで怪しむに足りない。この時の処方は、ビタミンCと、ビタミンEと、それから高タンパク食とであった。成績は見事で重いムチウチ症の症状は日に日に改善され、2ヵ月経つと、すべては嘘のように消えてしまった。

ムチウチ症に対する標準的な医療手段は牽引である。背骨を機械的に引き延ばして、椎間板が元のさやに収まるのを誘導しようという方法だ。牽引によって、椎間板が本来の位置に戻ることはあり得るだろう。しかし、牽引をやめて、背骨の上に頭の重みがかかれば、椎間板は元のように変形して椎骨はぐらつき、牽引前と同じく神経の圧迫を始めるだろう。これでは、牽引をやめるわけにはいかないではないか。椎間板そのものに、そしてまた椎骨を支える筋肉に着目するのが正道だ、と私は考える。椎間板の実質がコラーゲンであれば、それの原料であるタンパク質と、これの生合成に必要なビタミンCとの十分な補給が、ムチウチ症を治すための第一条件でなければなるまい。

原則として、ストレスはビタミンCおよびタンパク質の浪費をもたらす。ムチウチ症の痛みは大型ストレスになる。従って、このストレスがコラーゲン生合成にとって不利な条件となる。牽引でさえもストレッサーになるであろう。

このようなわけで、牽引の一時的苦痛を我慢すれば、その日はどうにか頭痛に悩まされなくて済むとしても、その闘病生活が精神的ストレスになり、これがコラーゲン生合成にとって不利というわけで、ここには紛れもない悪循環が成立する。ここから脱出するための条件は、どこから見ても、ビタミンCとタンパク質との摂取なのだ。F氏の場合が、それを立証しているではないか。

なおここでは、ビタミンEも与えられている。これは筋肉強化のために、そして血行改善のために、ここでは役立っている。図⑯に見るように、ムチウチ症の場合、筋肉が引き伸ばされてたるんでいる。これを修復するためには、タンパク質の必要もさることながら、ビタミンEが重要な鍵を握っている。ビタミンEには筋肉を強化する作用があるのだ。

椎間板ヘルニアの場合

車の追突という物理的衝撃力のような顕著な原因によるのではなく、無理な姿勢をしたとか、重いものを持ち上げたとかが元で、にわかに腰が痛くなることがある。いわゆる《ギックリ腰》がそれだ。ギックリ腰は腰椎の故障である。椎骨と椎骨との間にはさまった椎間板が外方に飛び出して、脊髄神経に触る。それで、激痛が走るのだ。

ギックリ腰の病理が、こうだとすると、原因の一半は、無理な姿勢や過大な荷重にあったとしても、一半は椎間板の質にある、と考えるべきだろう。椎間板の材料はコラーゲンだから、問題はタンパク質とビタミンCとに帰着する。このどちらか一つでも不足すれば、まともな椎間板ができるはずはない。そういう食生活の人は、背骨に大きな力をかけることのないよう、普段から気を付けていなければならない。

完全なコラーゲンでできた椎間板は、大きな力を受けて歪んでも、その弾力によって元に戻る。そういう椎間板の持ち主に、ギックリ腰は起きにくいだろう。椎間板を作る軟骨は、そこに血管がないからだろうが、主成分はコラーゲンだから、《代謝回転》が極めて遅い。そのために、いったん劣化した椎間板の回復は容易ではないと考えられるが、それが不可能でないことを私は実際例で知っている。

昔は、腰が痛いのは老人と決まっていた。ところが、近年は20歳代の人でも、腰を痛めることがある。それが、不完全な食生活からきていることは、疑問の余地がない。多分それは野菜や果物に含まれるビタミンCの量が、農薬のために激減している事情と深く関わっているだろう。今の日本人の椎間板は、昔より弱くなっているはずである。

椎間板に多少の弾力が残っている場合は、その変形が元に戻る傾向がある。従って、ギックリ腰で腰が痛いといっても、特定の姿勢を避ければ、痛みは起きない。しかし、椎間板の弾力が極端に低下していると、変形して突出した形のまま、それは元に戻らなくなる。この状態を《椎間板ヘルニア》という。椎間板がヘルニアを起こしていると、突出部がいつも脊髄神経に触れているから、痛みは姿勢と無関係に四六時中持続する。これが椎間板ヘルニアの症状である。

椎間板ヘルニアに対する医療手段としては、突出部を外科的に切除する方法と、牽引とがある。手術の場合には、椎骨の一部を切断することが必要となる。椎間板の突出部は脊髄神経の陰に隠れているから、これをどかさなければ仕事にならないのだ。

牽引の目的は、椎骨と椎骨との間を空けるようにし、陰圧を作って椎間板を本来の位置に戻すことにある。こうしておいてコルセットをはめ、椎骨と椎骨が押し合う力が発生しないようにすれば、痛みは去るはずである。

こういうわけで、外科医は、椎間板ヘルニアの治療法を二つ持っている。どちらかの方法で治った患者は、背骨に無理をかけないような生活を強制されるだろう。椎間板の質は、依然として悪いままだからである。
ポーリングの『さらば風邪薬』（1971年）には、手術を要する程度の症状が、ビタミンCの大量投与によって治る、と書いてある。そしてさらに、治ったからといって、この対策をやめれば、また再発する、とも書いてある。いずれも、当然のことというべきだろう。

図⑰　ギックリ腰の場合の異常

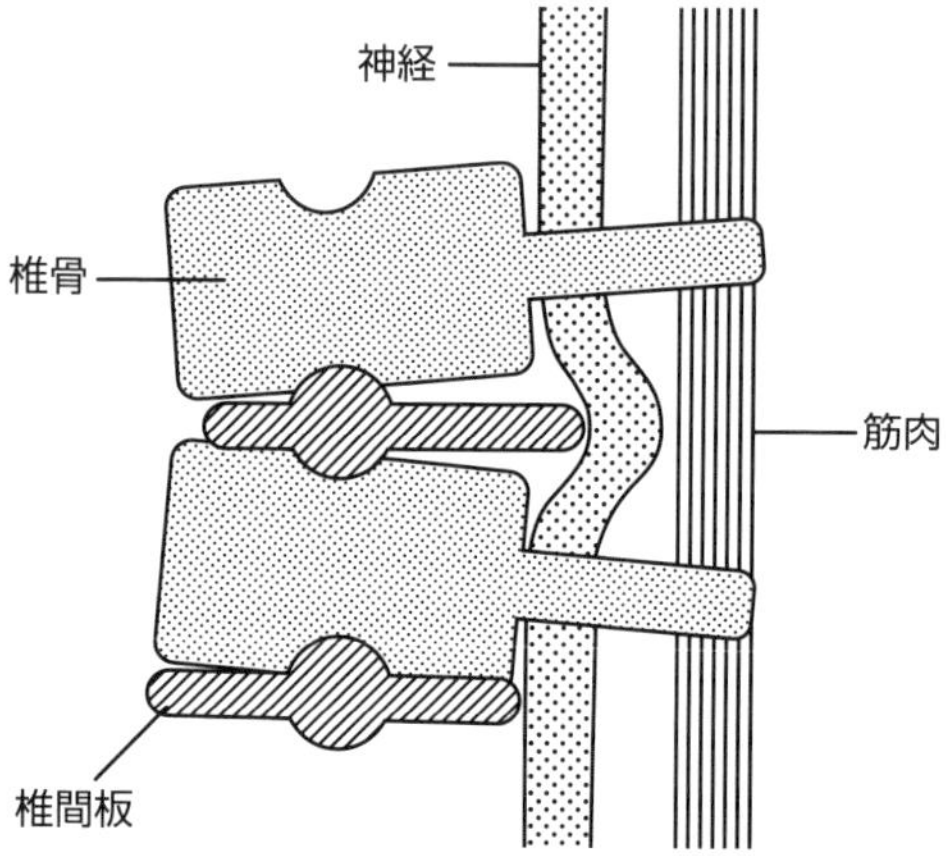

傷口の治癒に欠かせない

壊血病になると、すっかり治っていたはずの古傷が、ぱっくり口を開ける。こんな気味の悪いことが、なぜ起きるのだろうか。

ガラスの破片で皮膚に傷が付き、出血するような時、傷口が大きければ縫合しなければならないが、大抵の場合、絆創膏でも貼っておけば、自然に治る。

このような創傷ができた時、創面にはビタミンCの集中のあることが知られている。血液の運んできたタンパク質、またはアミノ酸を原料として、結合組織を合成し、これで傷口を塞ぐ必要があるが、ビタミンCは、ここで一役買うために、創面にやってきたのである。

これだけの説明で、すでにお察しのことであろうが、創面を塞ぐ結合組織の主要成分はコラーゲンである。従って、タンパク質とビタミンCとがなかったら、傷口は閉じないのである。

結合組織は生きた組織である。従って、そこでは、代謝回転が行われている。それはつまり、コラーゲンが絶えず更新されているということであって、すでにあるコラーゲン分子が壊れ、後に新しいコラーゲン分子が作られることに他ならない。前述の通り、この代謝速度は極端に遅いが。

前者は《異化》、後者は《同化》である。一般に、生きている組織では、常に異化と同化とが表裏の関係にあって、更新が行われているのだ。

壊血病患者で、古傷の創面が開くのは、そこを閉じていた結合組織では、異化が行われた時、それに見合うだけの同化が行われないためと考えて良い。

結合組織の同化では、コラーゲンの合成がなければならないが、ビタミンCが不足では、それができないということである。コラーゲンが不足であったり奇形であったりすれば、創面が塞がらなくて当たり前なのだ。

創傷の修復の必要性は、人間の特権ではない。他の動物は無論のこと、植物にもこれはある。トマトやリンゴを切った時にも、創面にビタミンCが集まってくる。ただし植物の場合、循環系がないから運搬手段が欠落している。おそらく、アスコルビゲンの形で存在していたものが、創面で空気に触れることが引き金となって、アスコルビン酸にまで分解するのであろう。

壊血病患者についてのこの教訓は、外傷や手術などの際に、我々の留意すべき条件を教えている。

創傷の治癒のためには、何よりもまず、ビタミンCとタンパク質とを十分に摂ることである。

大手術にはビタミンC

怪我をした時、外科手術を受ける時、その苦痛は強烈なものである。そしてそれは、ストレッサーとして我々を攻撃する。その結果として出てくる副腎皮質ホルモンは、組織タンパクを分解する。いわばそれは、異化の亢進である。タンパク質の補給がなければ一大事、ということがすぐ分かる。

ここに登場する副腎皮質ホルモンの生合成には、ビタミンC・ビタミンE・タンパク質の三者が要求される。これはいうまでもなく、ストレスとの関係においてのことであって、結合組織についてのことではない。結合組織のことをいえば、そこでもまた、ビタミンCとタンパク質とがクローズアップされる。

マックデビッドは、大手術を受けた患者11名を対象に、血中ビタミンC濃度を測定した。手術の最中にも前後にも、血液検査をしたのである。すると、正常以下の濃度の者5名、手術後に異常低値を示す者8名を数えた。この時彼はビタミンCを静注して大事に至るのを防いでいる。外傷・出血・手術などによるショック死が、ビタミンCの投与によって救われた例は、報告が多い。

なおこのような場合、アスコルビン酸ではなくアスコルビン酸ナトリウムが使われる。後者は前者のような刺激性を持たないために血管を傷害しないのである。

外科手術にせよ負傷にせよ、ここではストレスと結合組織の両面から、ビタミンCの要求度が高まることを、よく心得ている必要がある。このことは、火傷の場合にも当てはまる。

火傷の手当といえば、直ちに水で冷やせ、とか何とか言われる。それは無論正しいことだが、物質としての肉体への配慮がなくては片手落ちになる。そしてその意味から、ビタミンCとタンパク質とが見逃せないことになるのだが、大やけどの場合、1キログラムのタンパク質が余計に必要だ、といわれる。

大手術についても、ほぼ同様である。多分、これと併用すべきビタミンCは数百グラムという大量にのぼるだろう。その要求が完全に満たされた時、手術による障害は、最小限度に抑えられるのである。傷口の治りも早い。

念のために記しておくが、1キログラムのタンパク質が必要だといわれて、牛肉1キログラムを食べれば良い、などと思われては困る。驚くなかれ、それは牛肉なら6・5キログラム、チーズなら4・8キログラム、イワシなら6・3キログラムという大量にのぼる。

このような場合、私は〝配合タンパク〟と称するものを勧めることにしている。

これには数種の市販品があるが、その品質には極めて大きな差があるので、選択にはタンパク質に関する若干の知識が要求される。情報の量や質に対する正当な評価なしに健康を管理しようとしても、それは無理というものだ。

骨折しやすい現代っ子

創傷や外科手術についてここに述べたことは、骨折についてもいえる。ストレスもさることながら、骨の主成分がコラーゲンだからである。成分のことは、骨を煮れば膠《にかわ》が取れる事実から、容易に想像できるところであろう。

骨の問題を考えるためには、まず、骨を作る物質について、また、骨の構造について知らなければならない。無論、骨はコラーゲンだけでできたものではなく、そこに、カルシウム塩が沈着して硬度を与えている。カルシウム塩の大部分はリン酸カルシウムで、これに炭酸カルシウムが混じっている。コラーゲンは弾力を与える物質であるから、カルシウム塩なくしては、骨の強さは出てこない。

コラーゲンは有機質、カルシウム塩は無機質である。骨の組成を見ると、一般に、加齢と共に有機質が減少し、無機質が多くなる。従って、子どもの骨は粘りがあり、老人の骨はもろいのを特徴とする。骨には、軟骨と硬骨とがあるが、ここに述べたのは硬骨のことである。軟骨はカルシウム塩を含まない。

これだけの予備知識があれば、骨折しやすい骨がどんな骨であるか、を考えることができるはずだ。コラーゲン分子が不完全であっても、カルシウムが不足していても、骨は弱いのである。

それならば、タンパク質やビタミンCの不足した食生活の人も骨折しやすく、コーラ類のようなリン酸飲料を好む人も骨折しやすい、ということになる。リン酸は骨のカルシウムを溶かし出す働きを持っているのだ。

近年、校庭で骨を折る学童が珍しくない。近所の小学校では、一日に2人も事故を起こしたことがある。その原因を、コンクリートだけに押し付けるのは正しくない、と私は考える。ビタミンCもタンパク質も十分に摂ることなく、毎日のようにコーラ類を飲んでいる子どもが骨折しやすいのは、むしろ当然なのだ。

ビタミンC不足の骨や関節はだめ

ストーンの『ビタミンC健康法』（1974年）には、壊血病患者の骨の状態が記されている。

「骨は非常にもろくなり、ベッドの上で動いただけで足の骨が折れてしまうこともある。関節がガタガタになり、患者を動かすと、骨がこすれあって、カタカタいう音が聞こえるようになる」

壊血病が、ビタミンCの極度の欠乏からくることを思えば、その患者の骨が弱くなる話はよく分かる。不幸にして骨折となったら、痛みは相当なものだ。従って、ストレスは強烈だ。

そのストレスばかりでも、ビタミンC・ビタミンE・タンパク質への要求は高まる。そこへもってきて、骨の補修をしなくてはならない。これには、ビタミンC・タンパク質・カルシウムの三者がいる。

忘れもしない今年（1987年）の2月5日、私は学士会館の薄暗い階段を踏み外して左足を痛めた。捻挫だろうということで、2人の友人がせっせとマッサージをしてくれた。余りに痛みがひどいので、翌日、整形外科医を訪ねた。そして、第5中足骨の骨折と診断され、2・8ミリの隙間ができていると言われた。手術をすれば治るが糖尿病ではできないとの診断だった。無論ギブスははめられた。

予後は良好であった。半年後に、骨折部の完全な回復が確認されたのである。

もう一つ、トラックにはねられて重傷を負い、左足だけでも7ヵ所に開放骨折を起こした女性が、栄養物質補給とリハビリだけで、手術なしに完全に回復した例がある。

この事実から逆に、日常生活における、ビタミンC・ビタミンE・タンパク質・カルシウムの不足が、骨折の起こりやすい骨を作った、と考えた。これがすなわち、健康管理における基本的態度というべきものなのだ。

骨は骨であって、それ以外のものでないことは確かである。しかし、同じく骨と呼ばれ、外から触ってみて何の違いもないように見えるものが、微細構造は決して同じでない。タンパク質の不足した骨もあり、ビタミンCの不足した骨もあり、カルシウムの不足した骨もある。このうちの二つが共に不足した骨もあり、三つがすべて不足した骨もある。そのような違いのある骨が、同じ働きをすると思ったら当てが外れる。無論、負荷が小さければ事故は起こらず、相違がバレる恐れはない。しかし、大きな外力がかかった時、弱点は容赦なく表れる。

骨の弱点が現れるのは骨折だけではない。関節の痛み、慢性関節リューマチでなければ、大抵は《変形性関節症》である。後者は骨の弱点の現れと見て良いだろう。この患者の血中ビタミンC濃度は低いのが普通だという。

5　抗ウイルス作用と抗菌作用

ウイルス感染症

《インフルエンザ》は無論のこと、普通の《風邪》でも、その正体は原則として、ウイルス感染症である。病原性のウイルスは多種多様であって、風邪を引き起こすものが幾つもあることは、すでに本書33ページ（2さらば風邪薬）で、述べたところである。

インフルエンザの季節になると、香港型だとか、A型だとか、B型だとか、その年のウイルスの種類が話題にのぼる。風邪の半数は《ライノウイルス》によるが、この種類だけでも、70~80もあるのだから、種類別の対策は困難だ。

ウイルス感染症をリストアップしてみよう。

- ●インフルエンザ
- ●風邪
- ●流行性耳下腺炎（おたふく風邪）
- ●ポリオ
- ●麻疹《はしか》
- ●天然痘
- ●水痘（水ぼうそう）
- ●ヘルペス

●狂犬病
●ウイルス性肝炎
●ウイルス性脳炎（日本脳炎）
●エイズ

以上は病原ウイルスによるが、病気との関係の不明なウイルスは、我々の体に200種ほど寄生している、といわれている。

ウイルスのそれぞれの攻撃目標

ウイルスとは何か、と開き直られると、まず、それは細菌よりも小さく、普通の顕微鏡では見えないという事実を、あげなければなるまい。

ウイルスの体積は細菌の約1万分の1しかない小さな物で、電子顕微鏡でなければ見えない。しかもそれが、細胞に侵入すると、一時姿を消すのである。

形や働きからではなく、本質的な点からウイルスを大きく分けると、《DNA型ウイルス》と《RNA型ウイルス》とになる。すでに述べたように、DNAは生物の遺伝情報の担い手であり、RNAはそのコピーに当たる。従って、どちらも遺伝情報を持っている。それはすなわち、ウイルスの種の特性を規定するためのもの、と考えて良い。

図⑱　ウイルスの感染

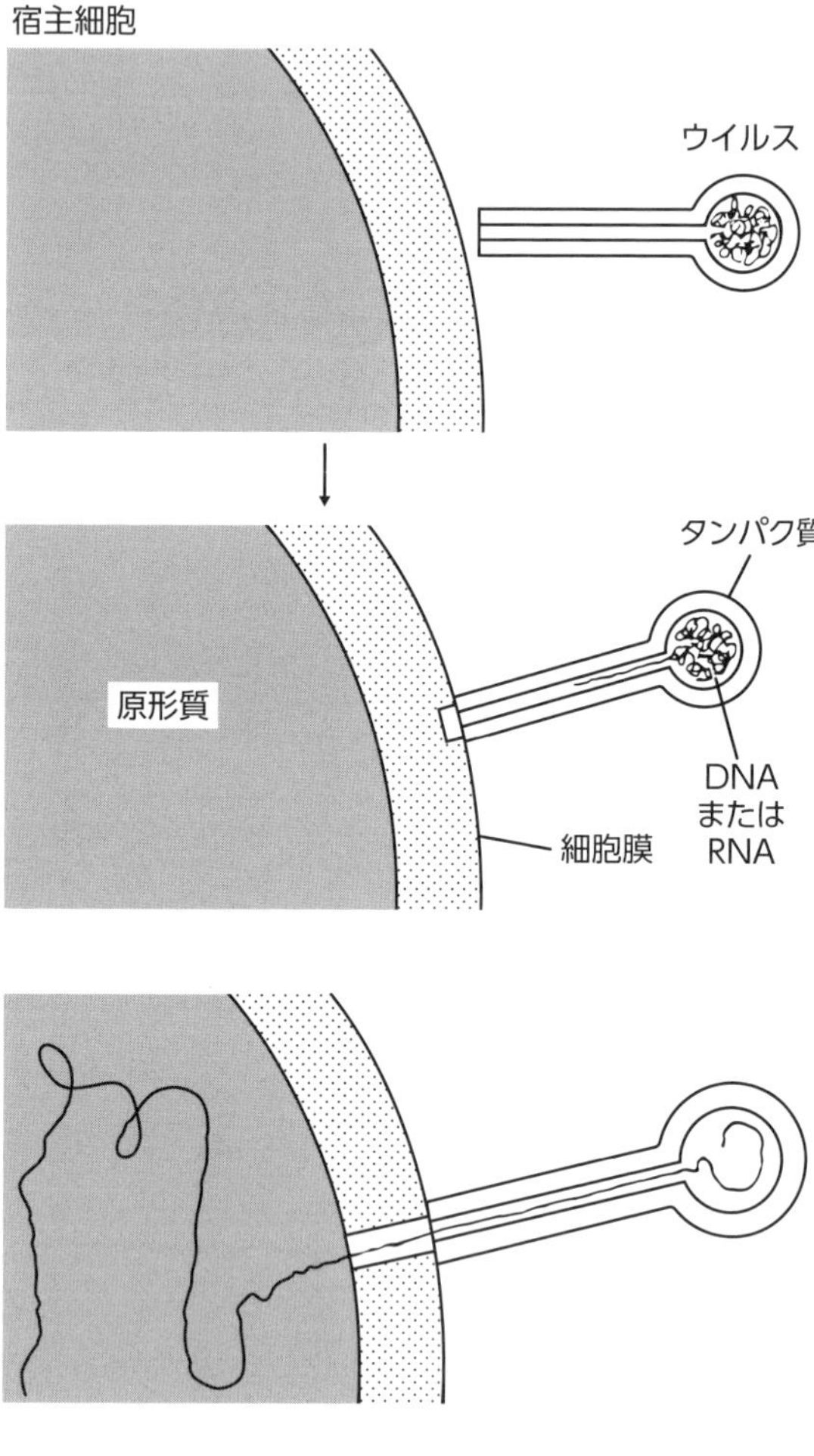

ウイルスは、生物か無生物か、という問題はあるが、遺伝情報を持ち、それに従って増殖する点から見れば、これは生物である。

一方、生物とは死ぬものであるとすれば、ウイルスに自然死はないから、無生物ということになる。《半生物》が適当だろう。本来、生物か無生物か、という問題を立てること自体が、無意味なのかもしれない。

ウイルスが攻撃する細胞は、一般にそれぞれに決まっている。ライノウイルスは鼻の粘膜の細胞がお目当てであり、アデノウイルスは、喉の粘膜がお目当てである。

ただし、後者は、目の角膜や結膜を狙って、流行性角結膜炎を引き起こすこともある。これは、プールの水を介して感染する。

こんなわけで、ウイルスは攻撃目標を決めているのであるが、これが可能なためには、細胞の表面に《レセプター》（受容体）がなければならない。その標識はタンパク質でできている。ウイルスは細胞表面のレセプターに取り付いて、それを攻撃するのである。

ウイルスの衣

いずれにせよ、人体への侵入に成功したウイルスは、血液か何かに運ばれて、標的細胞、つまりレセプターのある細胞にたどり着く。すると、タンパク質の衣を脱ぎ捨てて、細胞内にもぐり込む。ウイルスは、裸になって細胞に飛び込むのだ。

裸の中身は何かといえば、《DNA型ウイルス》ではDNA分子であり、《RNA型ウイルス》では、RNA分子であって、全く単純明快な正体である。そして、それぞれのウイルスは、そのウイルス特有なタンパク質の衣をまとっている。

ウイルスの衣はタンパク質であり、アミノ酸の鎖である。これは借り着ではなく、自前の製品である。そのデザインを暗号にしたものが、ウイルスの内容となっているDNAであり、RNAであったのだ。ウイルスが親から伝えられるものは、衣のデザインでしかないのだ。

ウイルスの個性が衣のタンパク質にあるとすると、それが、特定の細胞の膜のレセプターに、何らかの形で結合する時、標的性が現れる。

先に病原性を持たないウイルスのあることを記したが、そのウイルスの衣が人体のどの細胞の膜にもレセプターを持たなかったら、標的性は現れず、感染はあり得ないことになろう。

ウイルスは細胞を死に追い込む

ウイルスが標的細胞とドッキングした時、衣は細胞膜の外に置き去りにされるから、細胞に侵入するものは、DNAまたはRNAである。

この時、細胞内でウイルスの姿が見えるはずはなく、いわゆる《暗黒期》となる。

遺伝情報を解読して、暗号に従ってアミノ酸を継ぐ作業を行う細胞小器官を《リボゾーム》という。本来なら、リボゾームは、その細胞の遺伝情報によってタンパク質を合成するのであるが、ウイルスがくると、ウイルスの遺伝情報の解読を始める。すなわち、本来の作業は、ここで放棄される。

この時、リボゾームで作られたアミノ酸の鎖、すなわちタンパク質は、ウイルスの衣のそれである。ウイルスに感染した細胞は、全力をあげてウイルスの衣を作る。その衣の中には複製したDNAなりRNAなりが収められる。ということは、細胞がウイルス製造工場に変貌したことを意味している。

このようにして、細胞内に多数のウイルスができると、細胞膜は破裂して、そこからウイルスが飛び出すことになる。この現象は《放出》と呼ばれる。無論、放出によってその細胞は死滅する。

ポリオ感染の場合、1個の細胞から放出されるウイルスの数は2万個にものぼる。放出されたウイルスは、新たな細胞に取り付く。そしてここで増殖して、宿主細胞を死に追い込んでしまう。

このような、ウイルスの側からすれば、いかにも見事な方法で、我々の生命の単位である細胞を、その餌食とする。

図⑲　リボゾーム

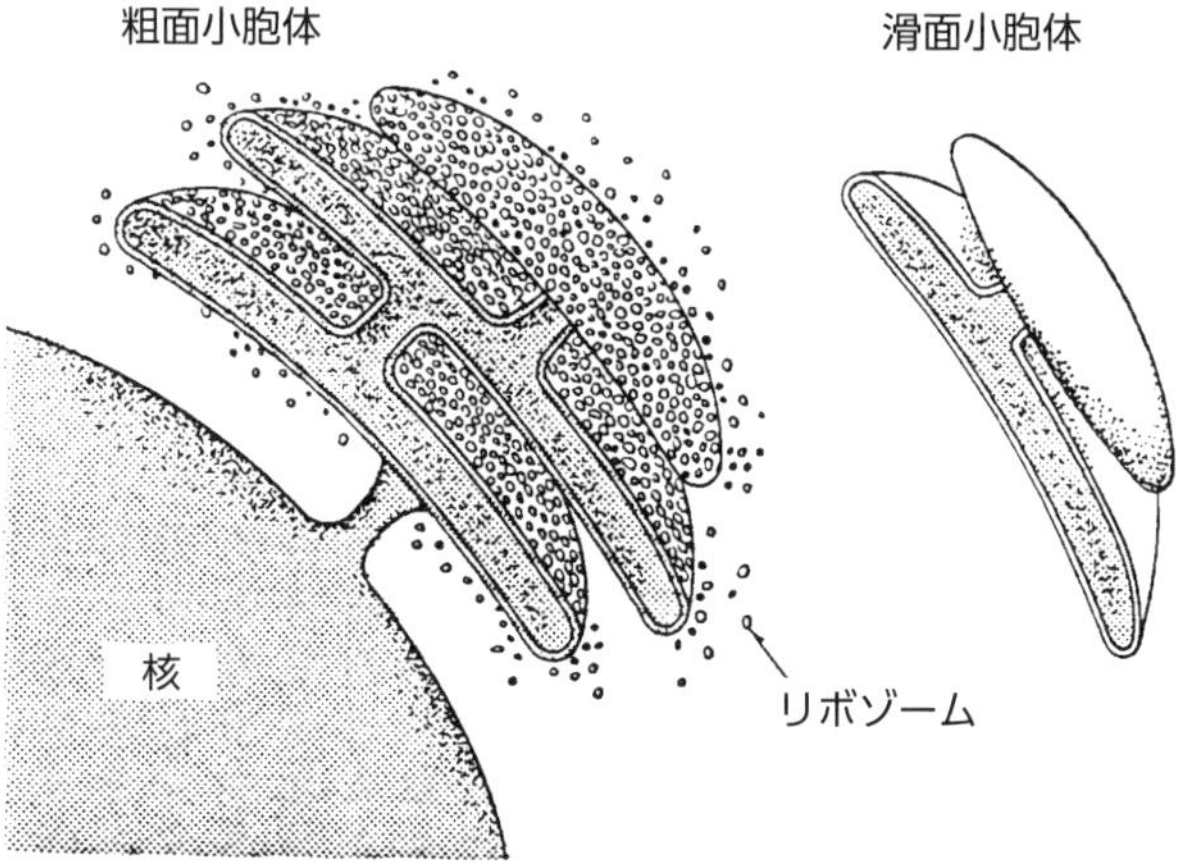

崩壊した細胞が現れると、死体にたかるハゲタカのように、細菌がここで作動を開始し、いわゆる《混合感染》の現象が起こる。そして、細菌の毒素が病気に拍車をかけるのである。風邪の場合、弱味につけ込む細菌は種々雑多で、連鎖球菌・ブドウ球菌・肺炎双球菌などが主である。近年はマイコプラズマという名の半生物が取り付くことが珍しくなった。

連鎖球菌のうち《溶連菌》とも呼ばれる溶血性連鎖球菌は、血流に乗って全身を巡り、関節を攻撃して関節リューマチを起こし、心臓を攻撃して《弁膜症》を起こす。また、ある種のものは腎臓を攻撃して腎炎を起こし、あるいは皮膚を攻撃して紅斑や結節を作る。これらの器官の細胞には、溶連菌のレセプターが存在するのである。

ビタミンCは、これらの細菌に対しても威力を発揮する。そのメカニズムは、細菌を攻撃する白血球を活性化すると説明される。ビタミンCを吸収すると、白血球の殺菌作用が亢進する。ということは、白血球が十分な活性酸素を細菌に向けて放出するということであって、細菌は活性酸素によって死ぬのである。

重症ポリオ患者の回復例

ウイルス感染という非常事態の中で、防衛作戦の有力な武器として、まず立ち上がるのはビタミンCである。ストーンは、『病気の治療因子ビタミンC』の中に、ウイルス感染症に対してビタミンCを投与した臨床例を、風邪以外にもおびただしくあげている。

重症ポリオ患者5人が、一日50〜80グラムのビタミンCの投与によって全快している。これが極めて大量である点に、注意する必要があろう。

その後、ポリオに対してはワクチンの開発が主流となり、ビタミンCは脚光を浴びることなく葬り去られたのである。

ポリオに対するビタミンCの利用は、それより3年前にも試みられたのであるが、この時は、思わしい成績が見られなかった。これは、ビタミンCの一日量が、5〜25グラムと少なく、しかもそれが、発病後4日以上を経て投与されたせいである、とストーンは自己批判をしている。

ウイルス感染に対するビタミンCの効果は、早期に大量に、という条件を必要とするのだ。このことは、前記のウイルス増殖の様相を考慮すれば当然のことだろう。

ウイルス感染症に対するビタミンCの大量投与を強調した先覚者は、クレナーである。彼は1952年すでに、ビタミンCの抗ウイルス作用を認めたのであった。その処方では、体重70キログラムの成人の場合、1回に4・5〜17・5グラムのビタミンCを、2〜4時間おきに投与する。すると、一日量は27〜210グラムになる。

クレナーの処方でいけば、血液や組織に分布するビタミンCの濃度は極めて高い。こうしておけば、ウイルスにとって、増殖不可能な環境が作り出されるのである。前記の重症ポリオ患者の回復例は、クレナーの意見に従って成功した例であった。

ウイルス性肝炎の場合

前記ストーンの『病気の治療因子ビタミンC』には、ウイルス性肝炎の場合が幾つか紹介されている。それがいずれもクレナーの処方により、少量のビタミンCを使っている点は面白い。

1960年、ベートゲンは、肝炎の小児245人に、一日10グラムのビタミンCを投与してみた。すると、2〜3日後には、食欲の増進、体重の増加を見ることができ、黄疸は急速に消退し始めた、という。普通なら30日かかる肝臓の腫張は回復に、たった9日で回復した。

肝炎は、なまやさしい病気ではない。特効薬がないので、低脂肪高タンパク食とビタミンB_2とを与え、安静に保つのが常道とされる。こうして、手をこまねくような形で、気長に回復を待たなければならない。

《光線療法》が有効だという報告もあるが、ウイルス性肝炎には、A型・B型・C型・E型の4種があって、特に患者が多くて問題になっているのは《B型肝炎》である。

しかし、ビタミンCに重点を置く場合、このような区別はどうでも良い。ポイントはビタミンCの投与量に絞られる。ポーリングの方法を尊重するならば、まず最大耐容量を突き止める必要がある。

B型肝炎ウイルスは、宿主細胞を殺さず、寄生し共存する。潜伏感染の形を取るのだ。ATL（成人T細胞白血病）ウイルスや、ヘルペスウイルスも、このタイプである。これらのウイルスは、母から子への垂直感染の形を取りやすい。

エイズにビタミンCは効くか

エイズはにわかにクローズアップされてきた怖い病気である。AIDSは、《後天性免疫不全症候群》を意味し、この病気は爆発的に広がりつつあって、「20世紀のペスト」の異名を与えられた。

ペストの大流行がヨーロッパ中に吹き荒れたことは有名である。伝染病の病理が不明の時代であったから、人びとは流行地から逃げる他に道がなかった。エイズがウイルス感染症と分かった今日、ワクチンに期待を掛ける人がいたけれど、この望みはほとんどなくなった。エイズのウイルスはやたら突然変異を繰り返すので、ワクチンは容易にかいくぐられてしまうのである。

エイズがなぜ免疫不全を起こすかというと、免疫担当細胞である《ヘルパーT細胞》にもぐり込んでこれを殺すからだ。

エイズがウイルス感染症であれば、インターフェロンへの期待を掛けることができる。カスカードは、12人の男性患者に一日50～200グラムのビタミンCを与えてみた。すると、症状が現れず、二次感染も抑えられた。この方向での研究に望みを懸けるのは見当違いではあるまい。

単純疱疹・帯状疱疹に卓効

《ヘルペス》という名のウイルス感染症がある。この何種類かのウイルスは、卵細胞にもぐって、親から子に伝えられる。何かの形でこれの感染症が発症した時、それを感染の時点と考えるのは誤りである場合がある。親ゆずりのウイルスがいる場合、ストレスなどで血中ビタミンC濃度が低下すると、それが引き金となって、ウイルスに増殖を許すことになる。

そのことは、ヘルペスの発症を見ずに、一生を送ることも可能であることを教えている。ガンウイルスの一つにヘルペスウイルスがあげられている、という事情もあるから、ヘルペスを巡る情報は、おろそかにはできないはずだ。ヘルペスウイルスは神経に取り付き、神経系に沿って、急性の炎症を起こす。従って、痛みが伴う。

発症の形は、単純疱疹と帯状疱疹の二つある。これはウイルスの種類の違いによる。唇の皮膚と粘膜との境界のあたりに水疱ができ、やがてそれが崩れて痛む病気がある。《単純疱疹》がそれである。単純疱疹は、角膜にできることがある。これが瞳の位置にできると、視力に関わるから、直ちに治療を要する。普通はステロイドの点眼が行われる。

《帯状疱疹》は、腹部や臀部などに神経に沿って帯状に水疱ができ、激痛を発する。発熱やリンパ節の炎症を伴うこともある。普通この痛みは2週間ほど続き、夜も眠れない。しかも、鎮痛剤がなかなか効かない。皮膚症状はやがて収まるが、後遺症として神経痛が後を引くことがある。この疱疹後神経痛は治療困難な悲惨な病気とされている。帯状疱疹は怖い病気である。

ヘルペス患者の血液を検査してみると、ビタミンCの濃度が低下している。このことからも、ビタミンCの大量投与の有効性が予見されるはずだ。

例のクレナーは、早くも1949年にヘルペス患者を扱っている。この時は、8人の帯状疱疹患者にビタミンCの注射を試みた。そのうち7人には著効が表れ、第1回の注射後2時間も経たないうちに痛みが止まり、一日も経たないうちに水疱が乾き、3日で全快した、という。ビタミンCの水溶液を患部にじかに塗るのも乾燥化を早める効果がある。この時はアスコルビン酸ナトリウムが刺激の少ない点で有利である。

クレナーはまたウイルス性肺炎・日本脳炎・おたふく風邪・インフルエンザなど、各種ウイルス感染症に対して、ビタミンC大量投与の効果を検証している。

クレナーの豊富な臨床例が発表されたのが1950年代の初期であり、随分年月が経っているにも関わらず、ビタミンC療法が評価されないことを嘆く人は多いが、要するにそれは医学の本流にいない人たちの手によるために、問題にされないのだから嘆かわしい。

インターフェロンとの関係

我々は、寒さが風邪のきっかけになることを知っている。

このような時、鼻腔には低温の空気が吸い込まれ、そのあたりの血管が収縮し、血行が異常に悪くなる。その結果、血液によるビタミンCの輸送力が低下し、粘膜のあたりのビタミンC濃度は小さくなる。

そういう条件では、仮に血中ビタミンC濃度が高くても、大事な局所は、ビタミンCの欠乏に追い込まれるだろう。無論、初めから血中ビタミンC濃度が低ければ、なおさらのことである。細菌に対抗する抗体製造を担当する《B細胞》という名のリンパ球の数が、寒い季節に少ないという事実が、これに拍車をかける。要するに、風邪と寒さとは、密接に関係しているのだ。

ビタミンCが抗ウイルス作用を持つことは、《インターフェロン》によっても説明されている。英語のインターフェアは〝干渉〟を意味するから、インターフェロンは、干渉因子というほどの意味になる。インターフェロンは、ウイルスに対する干渉因子である。ある細胞がウイルスに感染すると、その中でインターフェロンが作られ、それが周囲の細胞に摂り入れられる。インターフェロンを持っている細胞は、ウイルスに奉仕することができなくなるのだ。

ビタミンCがインターフェロンと、何らかの関係がなければ、インターフェロンをビタミンCの抗ウイルス作用に結び付けることはできないわけだが、この二つは密接に関係している。インターフェロンという物質を合成する代謝において、ビタミンCは補酵素の役割を持つと考えたい。そうなれば、ビタミンCがない時、インターフェロンの合成は不利になる。

そういうことなら、ビタミンCは、インターフェロンを通じて間接的に抗ウイルス作用を発揮する、と考えて良かろう。ビタミンCがインターフェロン合成を促進することは、ジーゲルによって報告されている。

また、シュウェルトはライノウイルスの組織培養をして、これの増殖がビタミンCによって抑制されることを発見した。これも、インターフェロンが合成された結果であろう。

インターフェロン分子の主要部分はタンパク質である。そしてまた我々は、遺伝情報の暗号によって、この物質の製法を知っている。従って、その材料であるタンパク質と、ビタミンCとがあれば、必要なだけのインターフェロンが作られて良いはずだ。

すでに述べた通り、ウイルスが細胞に侵入すると、それが持っている遺伝情報をリボゾームに持ち込んで、自分のためにタンパク質の衣を作ることになる。これが、ウイルス増殖の条件になるわけだ。この、ウイルスが命じたリボゾームの強制労働に干渉するのがインターフェロンである。

インターフェロンは、リボゾームに持ち込まれた遺伝情報が偽物であることを見破り、それを排除する。そうなれば、リボゾームはウイルスの衣の製造などを強制されることなく、その細胞に特有な仕事のために、引き続き精を出すことができる。無論、ウイルスは衣を着ることができず、当てが外れてしまう。これが、インターフェロンの抗ウイルス作用のメカニズムである。

インターフェロンの抗ウイルス作用については、もう一つの面がある。これは免疫担当リンパ球の一種《ナチュラルキラー細胞》を賦活する。このものは、ウイルスでも細菌でもガン細胞でも、すべての非自己に対して攻撃をしかける性質のものだ。

ビタミンCの抗ウイルス作用については、佐賀大学村田晃教授の論文がある。これによれば、ビタミンCは試験管内でウイルスを切断する。

高タンパク食も必要

ここまで述べたことを総括すると、ビタミンCの抗ウイルス作用は三つあることになった。一つは、じかにウイルスを攻撃してそれを破壊することであり、一つは白血球の食作用を増強することであり、もう一つはインターフェロンを作って、間接にウイルスの活動を阻止することである。

ストーンは、風邪やその他のウイルス感染症に対して、ビタミンCが、予防的・治療的に有効であると主張する。もし、直接攻撃だけに限定するなら、ビタミンCさえ十分にあれば、目的は達せられる。しかし、間接攻撃を考慮するなら、タンパク質の補給も必須の条件となる。無論、インターフェロンの材料を揃える、という意味においてである。

ストーンにせよ、ポーリングにせよ、また、クレナーにせよ、すべての人がビタミンCの量のみを取り上げ、タンパク質に触れていない。これに対して我々は、どう考えるべきだろうか。

私の経験では、配合タンパクの摂取のみによって風邪に強くなった例がある。

低タンパク食を習慣とする人は、ビタミンCが不足でなくても、大量のインターフェロンを用意することができない。これは、風邪に対して弱味を作るはずだ。西欧人の場合、タンパク質は必要量の半分以上は摂っているだろうから、ビタミンCさえあれば、相当量のインターフェロンが作れる、ということではあるまいか。

風邪には、大量のビタミンCと、高タンパク食が必要だ、と我々日本人は考えなければならない。このあたりの事情については、『タンパク質の分子栄養学　三石巌全業績 9』（本シリーズ1『高タンパク健康法』）に詳しく書いた。

なお、インターフェロンの合成にとって低温は不利である。風邪を引いたら、高タンパク食とビタミンCと、それから保温とが必要になる。喉でも足でも冷えない方が良い。

ウイルスの遺伝情報を損傷

強調しておきたいことは、ビタミンCの抗ウイルス作用がウイルスの種類を問わないことだ。直接の作用についても、間接の作用についても、相手のウイルスが何であろうとも、効果を現すのである。そのことから、どんな種類のウイルスに対抗するのにも、ウイルスの数に比例した量のビタミンCがあれば良い、という結論を導くことはできないだろう。特定の代謝に必要なビタミンの量は、人によって違うのである。

すでに述べたように、インターフェロンは、すべてのウイルスに対して抑制的に働く。しかし、そうかといって、すべてのウイルスに対して、同一の有効性を現すわけではなく、あるものには強力に、あるものにはさほど強力ではなく働くのである。後者の例としては、アデノウイルスが知られている。

いずれにせよ、ビタミンCにウイルスを不活化する作用のあることは、試験管内の実験でさまざまなウイルスについて確認されている。１３２ページの表④はこれの推移を示す。

試験管の中に、ウイルスとビタミンCとを投入した時、そこには細胞がない。従って、イ

表④　ビタミンCのウイルス不活化作用の発見史

ウイルスの種類	発見年代（年）
ポリオウイルス	1935
単純ヘルペスウイルス	1937
ワクシニアウイルス	1937
口蹄病ウイルス	1937
狂犬病ウイルス	1937
インフルエンザウイルス	1945
バクテリオファージ	1971

ンターフェロンの生成を想定するのは無理だ。ビタミンCには、直接にウイルスを攻撃する方法がなければなるまい。

この現象については、次のように考えられている。この環境には酸素があるために、ビタミンCは自動的に酸化する。これは、水素原子の放出の形を取るが、水素原子と共に1個の電子を失ったアスコルビン酸は、《モノデヒドロアスコルビン酸》に変貌する。これは、反応性の強い《ラジカル》(遊離基)であって、電子をよそから取ってくれば、元の還元型ビタミンCに戻る。逆に、電子を失えば酸化型ビタミンC、すなわち《デヒドロアスコルビン酸》となる。

ビタミンCによるウイルスの切断は、モノデヒドロアスコルビン酸によると考えて良いだろう。

ウイルスの遺伝情報の担い手であるDNAやRNAが損傷を受ければ、それはもはや、正常な増殖を行うことができない。こうしてウイルスは不活化するのである。

ここで、試験管内の現象を紹介したわけだが、これと同じことが生体内で起こることは十分に推察できる。ビタミンCの抗ウイルス作用は一筋縄ではないのである。

殺菌作用と制菌作用

ビタミンCに《殺菌作用》と《制菌作用》のあることは、それの発見後まもなく突き止められた。

ブドウ球菌・チフス菌・大腸菌・枯草菌などに対するビタミンCの制菌作用は、濃度20ｐｐｍで現れる。

ジフテリア菌、溶連菌（溶血性連鎖球菌）に対するそれは、濃度50ｐｐｍで現れる。

また、結核菌に対するビタミンＣの殺菌作用は濃度１００ｐｐｍで、制菌作用は濃度10ｐｐｍで現れる。ビタミンＣを服用した人の尿が、結核菌に対して制菌作用を示すことも明らかになった。これらの作用は、モノデヒドロアスコルビン酸によるのであろう。

面白いことに、このビタミンCの作用は、乳酸菌に対しては発現しないのである。

理論はともかくとして、ビタミンCという物質に、細菌を殺したり、抑制したりする働きのあることは、すでに実証されたところである。我々は、細菌感染症に対する有力な武器として、ビタミンCを位置付けなければなるまい。

実際に、この目的のためにビタミンCを投与するにあたって必要な条件は、その量にある。どれだけ摂ったら、細菌感染症に立ち向かえるか、が問題である。

細菌感染症のうち、最も怖いものの一つは、ボツリヌス菌による食中毒であろう。正確なデータは、残念ながら持たないが、これの増殖を阻止するに必要なビタミンCの濃度を100ppmとしてみよう。すると、体重60キログラムの人ならば、6グラムのビタミンCを摂れば良いことになる。個体差を考慮すれば、数十グラムという超大量もあり得るだろう。

人間の体細胞への影響は？

ビタミンCのウイルスや細菌に対する作用が活性酸素やラジカルによるなら、我々人間の体細胞も、ビタミンCによる攻撃を免れると考えるのは甘すぎるかもしれない。

DNAについて考えてみると、その防御機構において、細菌はウイルスよりも充実している。そしてまた、我々人間の場合、それは細菌よりもさらに強固である。

細菌も人体の構成単位も、共に細胞であるが、前者のそれは《原核細胞》と呼ばれ、後者のそれは《真核細胞》と呼ばれる。

原核細胞とは、高等生物におけるような核の構造が成立する以前の細胞の意味である。原核細胞には、核も染色体もなく、従って、DNA分子は核膜に守られることなしに、いわば露出している。活性酸素やラジカルの攻撃からDNA分子を保護する機構の上で、細菌は我々人間よりも弱い、と判断して良いのではあるまいか。

すでに述べたところであるが、活性酸素やラジカルから受けたDNA分子の損傷を修復する作用が細菌にはあった。これは一つの酵素系によるものである。その酵素は、損傷部分を除去し、それを正常に戻すのである。

この《DNA修復酵素系》を、細菌は一つ持っている。そして、我々人間は四つも持っている。それを、人類が細菌より進化したことの証拠と見て良いのかもしれないが、要するに、高等な生物では、DNAの守りが堅いのである。

ビタミンCが我々の遺伝情報にゆさぶりをかけ、細胞を殺したり奇形化したりする確率は極めて小さいと考えたい。それでなければ、多くの高等動物が大量のビタミンCを自前で作っていることが、自殺行為になってしまい、我々の生命現象に対する理解を困難にする結果となる。ウイルスも細菌も、ビタミンCを作ってはいないのである。

このような見解が許されるとすれば、ビタミンCの大量投与は、特に危険を想定しなくても良いことになる。

活性酸素やラジカルによって、細菌を殺し、あるいは増殖を阻止するのは、ビタミンCの直接的な作用と見て良い。ビタミンCはさらに、間接的に細菌に対する攻撃に加担する。

人体には細菌に対する防衛機構として白血球の仲間の《好中球》や《マクロファージ》がある。前者は、小食細胞、後者は大食細胞とも呼ばれるもので、活性酸素によって細菌を捕食し、その実質であるタンパク質を破壊してしまう。

好中球やマクロファージの価値は、その食作用にあるわけだが、これがビタミンCの濃度によって左右される。体液や組織がビタミンCを十分に含んだ状態でないと、これらの食細胞は活発に働いてくれないのだ。ビタミンCには、これら食細胞の走化性を増強する作用がある。《走化性》とは、特定の化学物質に向かって動く性質のことだ。炎症部位の放出する物質は食細胞を誘導するのである。白血球の含むビタミンCの濃度が、血漿や赤血球のそれの20～30倍という高値であることも知られている。ビタミンCが不足しては、さすがの白血球もお手上げ、ということだ。

ビタミンCの菌毒不活化作用

壊血病といえば、ビタミンCと切っても切れない縁のある病気だが、細菌に対する抵抗力を失って、やたらにできものができたりなど、感染症に罹りやすい。患者は結局、ウイルスまたは細菌にやられて死ぬのである。

壊血病患者の体内では、ビタミンC濃度が極めて低い。そのために白血球の食作用がにぶり、ウイルスや細菌が自由に活動して宿主を死に追い込むのである。

かくして我々は、ビタミンCの抗菌作用に、二つの面が存在することを知った。加えてまたストーンは、『ビタミンC健康法』（１９７４年）に、細菌の毒素をビタミンCが解毒する、と書いている。

ジフテリア感染では、窒息が起き、破傷風感染では、筋肉が痙攣を起こして口が開けなくなる。ボツリヌス感染では筋肉の麻痺が起き、眼球運動がおかしくなり、呼吸困難に陥る。これらはすべて菌毒の仕業とされる。ビタミンCには、これらの毒素を不活化する作用があるという。

生体には《薬物代謝》と呼ばれる反応があって、汚染物質や医薬、あるいは不用のホルモンなどを処理する仕組みを営んでいる。このための酵素《チトクロームP450》を作るのにビタミンCが関わっているのである。菌毒に対してもこの酵素が働くと考えれば、菌毒がこれによって無害化されるのは当然であろう。

マウスはジフテリア菌を接種しても、全くへこたれない。これは、自前で作り出すビタミンCが、細菌を殺し、増殖を抑え、あるいはその毒素を無害化するため、と考えるべきであろう。ビタミンCの作れないモルモットは、人間同様ジフテリア菌には、極めてもろいのである。

ビタミンCの菌毒不活化作用は、ジフテリア菌・破傷風菌・ボツリヌス菌の他、ブドウ球菌・赤痢菌などについても確認されている。

肺炎に対して威力を発揮

ストーンの『ビタミンC健康法』（1974年）には、多種多様の細菌感染症に対して、ビタミンCを使った具体例が扱われている。それを紹介することにしよう。

肺炎の大部分は細菌感染症である。これは怖い病気であって、老人の場合、しばしば命取りになる。ところが、この病気に対して、ビタミンCは威力を発揮する。

クループ性肺炎は大葉性肺炎とも呼ばれ、主として肺炎双球菌による。しかし、これは肺炎桿《かん》菌・ブドウ球菌・連鎖球菌・マイコプラズマでも起きる。高熱を発し、咳や呼吸困難に悩まされる。この患者に対し、1時間半おきに500ミリグラムのビタミンCを注射したところ、一日で治った、という報告がある。肺炎を起こした子どもに対し、4時間おきに1グラムのビタミンCを注射し、好結果を得た例もある。

現在、肺炎に対しては抗生物質、というのが定石だ。右の具体例はいずれも、抗生物質発見以前のものである。抗生物質があるのならビタミンCの厄介になる必要はないともいえるが、ここにあげた臨床例を評価するなら、抗生物質との併用も考慮の余地がある。しかし、抗生物質の副作用を考えれば、安全性の高いビタミンCを優先的に選択するのが賢明であろう。

本当を言うと、抗生物質をやたらに使うのはよろしくない。というのは、慢性関節リューマチや全身性エリテマトーデスなどの《自己免疫病》を、これが誘発する恐れがあるからだ。ビタミンCは薬ではないから、このような危険はないのである。

百日咳

《百日咳》は、痙攣性の咳のために苦しむ病気である。病原菌は、80ppmのビタミンC濃度で増殖が抑制される。従って、これを維持するに足りる量のビタミンCを継続投与すれば、患者は助かるという。

百日咳に伴う気管の痙攣は、菌毒からくる。ビタミンCには、百日咳菌の毒素を不活化する作用のあることも知られている。その意味からでも、ビタミンCは百日咳患者に使われて良いわけだ。

1936年に大谷氏は、百日咳患者109人を対象として、100〜200ミリグラムのビタミンCを、5回ないし12回にわたって注射した結果を報告している。それによれば、著効を現したもの40名、ある程度の効果を現したもの49名、無効のもの20名となっている。このような結果のバラツキは、体質からくる部分も小さくないが、タンパク質・ビタミンEなどの摂取量の違いからきたものであろう。いずれにしても、ビタミンCの投与量がもっと多ければ、成果はさらに高まったに違いない。

ただしこの実験で、無効グループ20名の大部分は、結核・麻疹《はしか》・インフルエンザ・扁桃炎のいずれかを併発していた。この事実は、100〜200ミリグラムという少量の投与でも、ビタミンCの百日咳に対する効果が、かなりはっきり現れることを示すものといえよう。

これらの例は医師のものだから、注射を主としている。我々素人の場合、経口的に摂取したビタミンCが、注射と同じ効果を上げるかどうかが問題になる。それはすなわち、消化管に入ったビタミンCが、100パーセント吸収されるものなのか、消化管に障害を与える恐れのないものなのか、という問題である。ビタミンCの吸収は小腸上部で起こるが、それはナトリウムイオンの存在下において《能動輸送》の形を取る。これは低濃度から高濃度に向かってエネルギーを消費して起こる輸送のことである。

ビタミンCの消化管からの吸収は、摂取量250ミリ以下の時、80パーセント、2グラムの時、50パーセントとされている。また、原尿中のビタミンCの99・5パーセントは腎臓で再吸収されて血液に戻るとされている。

ビタミンCの内服については一つの問題がある。これは、消化管に対する障害作用であるが、まれに、糖質消化酵素の分泌の抑制がいわれている。しかし現実には、緩下剤としての作用の方が表面化しやすい。ビタミンCの摂取量の加減によって便通を制御することができる。便秘の人にはこの方法をお勧めしたい。

糖質の消化力低下を心配する人は、食事中に服用することだ、とポーリングは言う。そうは言っても、食事と切り離された時点での服用も、ある場合には覚悟しなければならない。しかし、それを恐れる必要はない、と考えて良いようだ。

ロシアでは赤痢患者に投与

衛生状態の改善によって、赤痢患者は減少しつつあるが、まだ絶滅したわけではない。赤痢にビタミンCを用いた臨床例の報告は、ロシアにある。

ある一つの論文では、106人の患者について調べたところ、病状が重いほど、血中ビタミンC濃度の低いことが確かめられている。血中ビタミンC濃度の低い患者の場合、出血が多く、血便の回数が多かった。

もう一つの論文では、一日500ミリグラムのビタミンCの投与によって、重症赤痢患者の症状が急速に改善され、経過も良好で、全治までの日数が短縮されたことを報告している。このデータは、もしも本格的なビタミンC投与を行ったら、赤痢の恐怖が大幅に軽減されることを想像させる。

赤痢患者に対しては、副作用を気にしながら抗生物質を使うより、ビタミンCの投与ははるかに賢明な措置ではあるまいか。医師の企業的立場からすれば、抗生物質の方に妙味を見出さざるを得ないだろうが。

結核患者への投与

今日でこそ少ないが、半世紀以前まで、細菌感染症の王者は結核であった。この病気とビタミンCとの関係については、多くの動物実験が行われている。

その結論は、《進行性結核》には血中ビタミンC濃度の低下がつきものであること、ここにビタミンCを投与して血中濃度を正常値に戻すと、炎症や壊死が抑制されること、ビタミンCの投与によって結核菌に対する抵抗力が増すことなどを主張する。この実験でラットに与えたビタミンCの量は、人体の場合に換算すると2・3グラムに相当するものであった。

血中ビタミンC濃度の低下は、感染による生化学的ストレスの結果である。この低下は、意外に少量のビタミンCで救われる。一日100ミリグラムの投与で、食欲・体調・体重・体温・血液像などの改善を見た例が、幾つも報告されている。余りにひどい欠乏のため、少量を投与しても顕著な影響が現れる、ということであろう。

1948年、シャルピーは思い切った実験を敢行した。末期の結核患者6名に、一日15グラムのビタミンC投与を試みたのである。この時、1人は実験開始時に亡くなったが、後の5人は半年後になってもピンピンしていて、体重は10～30キログラムも増え、ベッドに寝たきりの生活から解放されたという。

破傷風に対する動物実験データ

ている。

《リューマチ熱》は溶連菌感染症である。重症の患者でも、一日8～12グラムのビタミンCの投与によって、心臓弁膜症を併発することなく、順調に回復した例が、幾つも報告されている。

感染症として知られる病気には、この他、ブドウ膜炎・結膜炎・咽頭炎・副鼻腔炎などがある。そして、これらに対するビタミンCの効果についての報告は少なくない。

要するに、ビタミンCは、ウイルス感染症にも、細菌感染症にも、リケッチア感染症（ノミ・ダニ・シラミを介して感染）にも効くといって良いのである。ブドウ膜炎や結膜炎には、アスコルビン酸ナトリウムの3パーセント溶液の点眼が良いという。

一日500ミリグラムのビタミンCで、食欲・体重・鼻出血の改善を見た例がある。

我々は、各種の感染症に対して、積極的にビタミンCを利用すべきであろう。それも、少量ではなく、大量に用いることだ。大抵の場合、意外な成果があることだろう。

ビタミンCの細菌感染症に対する効果は、抗菌作用に見られるばかりでなく、抗菌毒作用として現れることはすでに述べたが、1966年にデイが行った、破傷風の菌毒に対する研究は、特に面白い。彼は、モルモットを五群に分けた。

第一群には菌毒のみを与えた。すると、全員が65時間以内に死んだ。

第二群には、毒素と共に、体重1キログラム当たり1グラムのビタミンCを与え、その後3日間、一日に2回ずつビタミンCを与えた。この群では死んだものが1匹もなく、軽い中毒症状を見るに留まった。

第三群には、毒素を注射する3日前からビタミンCを与え、これを注射後も3日間続けた。この群では死んだものがなく、中毒症状を現すものもなかった。

第四群には、中毒症状が現れるまで、ビタミンCを与えないことにした。16〜26時間後に症状が現れた時点で、体重1キログラム当たり1グラムのビタミンCを、一日2回ずつ3日間与えた。この群では、死んだものが1匹もなく、症状は進まなかった。

第五群では、まず毒素のみを与え、40〜47時間後に重い症状が出てから、第四群と同じ方法でビタミンCを与えた。それでも、死んだものは1匹もなかった。

この動物実験のデータは貴重である。問題は、1回の投与量が、体重60キログラムの成人だと60グラム、という驚異的な数字である。しかしそれは、自前でビタミンCが作れると仮定した時の量を示すものと考えれば、納得のいくところであろう。

6　ガン・動脈硬化・糖尿病

発ガン物質はビタミンCを消費する

ノーベル賞作家ソルジェニーツィンの『ガン病棟』（1969年）を読むと、ガン患者にビタミンCを投与することは、ロシアは常識のようだ。それがどんな機序で働くか、についてのロシア医学界での見解は、小説では知る由もないが、ビタミンCに何らかの効果を期待していることは、想像に難くない。ビタミンCとガンとの関係については、幾つかの動物実験があるので、まずそれを紹介しよう。

ラッセルは、モルモットを二群に分け、一方にはビタミンC欠乏飼料を与え、一方にはビタミンCを十分に含む飼料を与えておき、これらを同量の発ガン物質にさらすと、第一群の方に先にガンが発生することを発見した。

モルモットのように、自前でビタミンCの合成ができない動物は、発ガン物質にさらされると、貯蔵していたビタミンCが根こそぎ消費されてしまうことが、別の研究者によって突き止められている。要するに、発ガン物質は強い生化学的ストレスを起こし、これがビタミンCを消費するのである。ラットやマウスなど、ビタミンCの生合成のできる動物では、発ガン物質にさらされると、肝臓はビタミンCの大量生産を開始する。

外科手術・放射線照射などは、ガン治療の重要な手段となっているが、これがまたストレッサーとして働くことを考えれば、ガン患者の体がビタミンCを強く要求することは明白である。ロシアのガン病棟の処置は、少なくともストレスの見地から、正当と認めることができる。放射線照射の前にビタミンCを投与して、好成績を得たという報告もある。

ストレスの面からビタミンCを見るならば、これがガンの予防や治療に有効だという話にはならない。ガン患者がストレスに負けるのを防ぐ効果なら、確かにあるのだが。しかし、ビタミンCに活性酸素除去作用があり、またガンの引き金段階や後押し段階に活性酸素が絡んでいるとすると、さらにまた、ガン組織がコラーゲンによって封鎖されることがあるとすると、ガンの予防にも治療にも、ビタミンCの役割があることになって、話はますます大きくなってくる。

制ガン効果についての諸研究

ガンに対するビタミンCの直接的な効果についての研究は、米国国立ガン研究所に資料があるという。それによれば、ビタミンCはエールリッヒ腹水ガンの細胞に毒性を示し、ガン細胞の構造を変えた。この時の動物実験では、体重1キログラム当たり5グラムのビタミンCを与えている。

ここでガン細胞に対する毒性といわれるものがインターフェロンを意味するとして良いものならば、論理は単純になる。というのは、ガンに特有な奇形のDNAの解読を、インターフェロンが拒否し、細胞のガン化を阻止するだろうからである。すでに述べたように、ビタミンCはインターフェロン合成反応の補酵素と想定することができるから、ビタミンCが制ガン効果を持って当然、と考えて良い。事実、ウイルス感染細胞と同じように、ガン細胞もインターフェロンを作るのである。

一方、ガン発生の前提条件として、低ビタミン血症からくる退行性変化がある、という仮説が、マッコーミックによって提唱された。ビタミンCが不足ならば、コラーゲン生成が不完全なために、コラーゲンを中心とする結合組織に弱点ができる。このような結合組織の退行性変化が、ガン細胞の侵潤や増殖を許す、とマッコーミックは考える。

この仮説を裏書きする事実としては、ガンの多発する臓器は、ビタミンC濃度が45ｐｐｍ以下である、というゴスとリットマンとの見解がある。副腎・眼球・卵巣などのガンは比較的少ないが、これは、他の臓器と比べてビタミンCを多く含むことによる、と考えることができるだろう。

このビタミンC濃度は、体重60キログラムの成人の場合、2・7グラムの摂取量に相当する。ただしここには、体内のビタミンCの分布が一様であること、消化管での吸収率が１０0パーセントであることなどの仮定がいる。この仮定が非現実的なことからして、必要量は5グラム以上とすべきだろう。

彼によれば、ガン組織はヒアルロン酸分解酵素《ヒアルロニダーゼ》を盛んに遊離し、これによって境界面を破壊して病巣を拡大する。そしてそれは、ヒアルロニダーゼ抑制因子の弱体化による。ビタミンCは、このヒアルロニダーゼ抑制因子の生合成において補酵素として働く。従って、ビタミンCが十分に存在すれば、ガン細胞の増殖が抑えられるわけだ。

ガン細胞の増殖を、完全なコラーゲンでできた強固な結合組織が阻止することはすでに述べた。結合組織からなる細胞間質の、ガン細胞に対する抵抗に着目するポーリングは、コラーゲンを問題にすると同時に、コラーゲンと共に結合組織にあるヒアルロン酸を問題にし、ヒアルロン酸を分解する酵素ヒアルロニダーゼにも焦点を合わせたのである。

臨床試験を指導したポーリングは、結論として、「実際にアスコルビン酸を投与された患者5人につき約1人は、正常な寿命を全うできるかもしれない」と断言している。彼はまた、万策尽きた末期ガンの患者に、一日10グラムのビタミンCを投与したデータを持っている。その数字の実際は、来日の際、ビタミンC委員会主催の講演会で公表された。激痛の中で死を待つばかりの、他の手段では救いようのないガン患者に対するビタミンCの効果は、予想外に大きい。すなわち、大半に症状の軽減が見られ、死ぬ時の苦痛も軽減される。

ガンについての研究が進んで、1980年代に入ると、《発ガン二段階説》が有力となり、しかも、この二つの段階に活性酸素が決め手であることが明らかになった。そこで、活性酸素除去物質としてのビタミンCが、ガン予防の上で脚光を浴びるのは当然と考えられるようになった。

表⑤　末期ガン患者にビタミンCを与えると

効果	例数	ビタミンC投与開始後生存日数
症状悪化	4	3～17
自覚症状改善	9	8～82
症状改善疼痛軽減	27	25～650
腫瘍縮小健康回復 ↓ 尿路乳頭腫 胸膜転移乳ガン 細網肉腫 肝転移結腸ガン	5	＞2年

ガンとタバコ

魚を焼いた時などに発生するジメチルアミンと、ハム・ソーセージなどの発色剤亜硝酸ナトリウムとの結合した《ジメチルニトロソアミン》には発ガン性がある。ビタミンCが十分にあれば、この結合は妨げられ、ジメチルニトロソアミンは発生しないのだ。

発ガン物質としてよく知られるものに《ベンツピレン》がある。ビタミンCには、これを水酸化して解毒する作用がある、との報告もある。ビタミンCは、発ガン物質アントラセンに対しても、同様な作用を現すという。ベンツピレンは、自動車の排ガスやタバコの煙に含まれている。この発ガン物質がビタミンCによって解毒されるとすれば、愛煙家はもとより、車の排ガス公害を気にする人にとっても、この情報は福音というべきであろう。最もタバコによるベンツピレンの量は、極めて微量で、ほとんど問題にならない。

1本のタバコは、25ミリグラムのビタミンCを消費するといわれる。ビタミンC欠乏に追い込んだ上でベンツピレンで攻撃するとすれば、タバコは全くたちが悪い。

最近、カナダの食品局で、2000名を超す人を対象に調査した結果、喫煙者の血中ビタミンC濃度が、非喫煙者に比べて低いことがはっきりした。その低下率は、一日20本以下の人で25パーセント、20本以上の人で40パーセントに及ぶ。13日間ビタミンC欠乏食を続けた結果も、これと変わらなかった。タバコは、ビタミンCを破壊するのである。ただしこれは紙巻タバコの場合であって、パイプや葉巻では、これほどの低下はないという。

白血病患者への卓効例

《白血病》といえば血液のガンであって、白血球の数が異常に増えることを特徴とする。この患者は、壊血病の時のように出血傾向があり、感染に弱い。すでに述べたように、白血球はビタミンCを蓄積する傾向を持っている。従って、白血球数が多いことは、直ちに低ビタミンC血症を引き起こす結果を招く。これを壊血病に似た症状の原因と考えて良いだろう。

白血病患者にビタミンCを投与すれば、血液像（赤血球、白血球の数や形など）の改善を見ることができる。ただしこの場合、過剰な白血球にビタミンCを与え、かつ、低ビタミンC血症を救わなければならないので、一日必要量は25グラムを超える、とされている。

アメリカに、71歳の白血病患者がいた。最初の診断で、彼は、アルコール性肝硬変症・赤血球増加症とされた。やがてまた慢性心筋炎ということになり、ついに入院した。そこで膀胱結石が発見され、骨髄性白血病との診断がおりた。この時、歯は17本だけ残っていたが、それがぐらつき出したので、全部抜いてしまった。その時点で、一日に2・5グラムのビタミンC投与が始まった。

これの効果で、患者は体調を回復し、以前の仕事に戻った。その後に、主治医の勧告で、ビタミンCの服用をやめたことが2回ある。この時は、決まって脾臓と肝臓が肥大し、体温が上昇して、疲労倦怠感が現れた。ビタミンCを補給すると、6時間で症状は消えた。

ビタミンCとコレステロール

ブラチスラバ栄養研究所のギンターのチームは、心臓病の引き金の一つとして低ビタミンC血症をあげた。この論理はなかなか明快である。モルモットに6ヵ月以上、ビタミンC欠乏食を与えていると、大動脈の血管壁に浮腫、すなわちむくみが現れ、その表面に沈着物が見られるようになる。これはいわゆる《アテローム》（粥状隆起）であって、動脈硬化の一つの形である。そこでは、血中コレステロール値も、肝臓コレステロール値も、上昇していた。

放射性コレステロールの利用によって、血液や肝臓に見られる大量のコレステロールの由来を調べたところ、それは、組織に沈着したコレステロールの遊離したものでもなく、食物に含まれていた外因性のコレステロールからきたものでもないことが確かめられた。

事実上、低ビタミンC欠乏の場合、腸壁におけるコレステロールの吸収は抑制されるが、血中コレステロールの消化管への排出は抑制されない。そこで問題は、コレステロールから胆汁酸への変化に絞られる。

ギンターのチームは、コレステロールが胆汁酸に変化する速度が、肝臓内のビタミンCの濃度に比例することを突き止めた。そこで、低ビタミンC欠乏の場合、コレステロールの胆汁酸への代謝速度が低下し、血中コレステロール値の上昇を招く、との結論に達したのである。

コレステロールが胆汁酸になるためには、水酸化反応を必要とし、またリノール酸との結合を必要とする。ギンターは、この前者の補酵素として、ビタミンCを位置付ける。ビタミンCが欠乏していれば、この代謝が抑制されるから、胆汁酸の生成がスムーズに行かず、コレステロールは血中に蓄積するのである。

高脂血症

ギンターはまた、低ビタミンC欠乏のモルモットでは、血中中性脂肪値の上昇を見ている。これの説明として、彼は、血液や組織の脂肪を分解する酵素リパーゼの活性が、ビタミンCの欠乏によって低下する、と考えた。

ギンターのチームは、高コレステロール血症すれすれの13名に対し、47日間、一日300ミリグラムのビタミンCを与え、平均33のコレステロール値低下を見ている。ビタミンCを増量したら、もっと顕著な結果が得られたかもしれない。

このチームはまた、高脂血症の患者82名に、一日1グラムのビタミンCを与え、中性脂肪値を230から126まで低下させている。この実験で見られたアテロームは、動脈壁のコラーゲンの不全と結び付けられる。コラーゲン不全の箇所は、物理的な力に弱く損傷しがちだ。アテロームは動脈壁の損傷部位にできる傾向がある。このような損傷には活性酸素が関係しているので、ビタミンCの活性酸素除去作用を見逃してはなるまい。

ポーリングによれば、血中コレステロール値が1デシリットル中に200ミリグラム以下の場合、ビタミンCの摂取による数値はほとんど下がらないが、これ以上の場合だと、その数値は10～20パーセントの低下を見る。この時、悪玉コレステロール（LDL）および中性脂肪値は下がるけれど、善玉コレステロール（HDL）値は上がるという。

動脈硬化症

循環系に起こる障害としては、動脈硬化があり、これを基盤とする血管瘤・血管破裂・血管梗塞などがある。脳出血・脳梗塞・心筋梗塞・動脈瘤などが、その具体例だ。

ギンターのチームは、低ビタミンC血症からアテロームができるのを見た。これが低ビタミンE欠乏からもできることは、『ビタミンEのすべて　三石巌全業績 7』（本シリーズ3『ビタミンE健康法』）に書いてある。前者は、コラーゲンに関わり、後者は不飽和脂肪酸に関わっている。そしてまた、両者とも活性酸素除去作用を持っている。

いずれにせよ、アテロームのできた部位は動脈壁が弾力を失っているので、瘤のように膨れている。また、アテロームが脱落して血流に運ばれ、他の部位で動脈を梗塞することがある。

このような血管障害予防の第一は、アテロームを作らないことである。これは、ビタミンCによってもビタミンEによっても可能であるが、両者の併用が最も好ましい。

脳梗塞と脳出血とを総称して《脳卒中》というが、これで亡くなった患者の脳組織を検査してみると、ビタミンCの含有量が極端に少ない。脳出血の場合は、1回の発作で生命が奪われることが多い。しかし、脳梗塞では、細い血管に血栓が詰まったり、太い動脈がアテロームで狭窄したりする。軽い目まいや吐き気があり、しばらく横になれば回復するような症状は、細動脈梗塞からくる。このような時には、大事故防止のために、ビタミンCの大量投与と、ビタミンEの適量投与をお勧めしたい。《血圧降下剤》(降圧剤)は、根本療法ではないのだ。

血糖値とインシュリン

糖尿病を文字通り解釈すれば、尿中に糖が含まれる病気ということになる。しかし実質的には、これは《血糖値》の高いことを特徴とする病気である。

血糖値が低くても糖尿を排出する病気は、腎臓機能の故障によるものであるから、腎性糖尿病と呼ばれ、真性糖尿病から区別されている。真性糖尿病に特有な高血糖値は、インシュリンの分泌不足からくるのが普通である。そこで、重症の場合は、毎日インシュリンを注射しなければならないわけだが、発症の初期からインシュリンの生合成が全くない患者はない、と私は考える。そういう人は遺伝情報の致命的な欠落、ということになるから、胎児期に死んでしまうはずだからである。

もともと血液中には、《血糖》と呼ばれるブドウ糖が溶けている。この濃度は、1デシリットル中に80〜120ミリグラムの範囲に調節されている。これが170ミリグラムを越えると、余剰が腎臓から排出され、尿に糖が含まれる。

血糖値を上昇させる原因は多い。食事をしても、ストレスがあっても、膵臓のランゲルハンス島アルファ細胞が活動しても、血糖値は上がる。この反対の作用をするのはインシュリンのみである。従って、インシュリンが不足すれば、間違いなく血糖値は上がる。

インシュリンは、グリコーゲンなどに変形して、ブドウ糖を固定するのが仕事である。血糖がこのようにして組織に吸収されるからこそ、インシュリンがあれば、血糖値が正常値を維持するのである。そしてこれが、糖尿病患者が、経口血糖降下剤あるいはインシュリンの投与を怠ることのできない理由に他ならない。

膵臓とビタミンC

インシュリンを合成する工場は、膵臓の《ランゲルハンス島》（膵島）ベータ細胞である。このランゲルハンス島の正常な機能の保持に、ビタミンCが役割を持っている。この関係は、ビタミンC欠乏食を与えられたモルモットのランゲルハンス島に変性が起こることで確認されている。

壊血病の患者は、よく糖尿病を併発する。これは、血糖からグリコーゲンへの変化が、低ビタミンC欠乏の場合、スムーズに行われないことによる。壊血病に罹ったモルモットの膵臓のインシュリン含有量を調べてみると、それは正常値のほぼ4分の1に低下している。さらに、その切片を検鏡すると、その所見は異常である。ここにビタミンCを与えると、所見の異常はなくなり、それは正常な外観に戻る。

インドのバナジーは、ビタミンCには腸管におけるブドウ糖吸収を抑制する作用があるとする。彼によれば、ビタミンCが欠乏していると、腸管から急激に大量のブドウ糖が吸収され、その結果、食後の血糖値の異常高値が起こる。ビタミンCを投与すれば、この現象は起きない、という。

ビタミンCで減らせるインシュリン投与量

インシュリンを注射すると、血中ビタミンC濃度の低下する事実が知られている。前記のバナジーの研究結果とこれとを照合すると、インシュリン注射は、腸管からのブドウ糖の吸収を抑制し、血糖値を下げる方向への動きを起こすことになる。そこで、ビタミンCの摂取によって、インシュリンの投与量を減らすことのできることが分かる。そして、事実も、その通りである。インシュリンに、ブドウ糖をグリコーゲンに転化する作用のあることはすでに述べたが、この代謝にビタミンCが関与しているようである。ビタミンCを投与すると、1グラム増やすごとに、インシュリンの投与量が2単位ずつ少なくて済むという報告がある。

モルモットにビタミンC欠乏食を与えると、ブドウ糖からグリコーゲンへの変化が抑制され、高血糖となるが、ビタミンCを投与すると、この状態は直ちに解消する。また、低ビタミンC欠乏に陥ったサルに大量のインシュリンを注射した時、血糖値はあまり下がらない。一方、低血糖発作の際にビタミンCを投与すると、血糖値の上昇が見られる。結局、ブドウ糖とグリコーゲンとの平衡の鍵の一つが、ビタミンCに握られているかのように見える。糖尿病の原因の一つにビタミンCの欠乏をあげる学者がいるのも、不思議ではない。以上をまとめると、糖尿病とビタミンCとの接点が、余りにも多いことに驚く。ビタミンCは、ランゲルハンス島において、腸管において、肝臓において、血糖値を左右する役割を持っているようである。

7 公害病・精神病・老化とビタミンC

一酸化炭素中毒にはビタミンC

大気が汚れ、水が濁り、食品に防腐剤着色料などの添加物が加えられるなど、環境の破壊は凄まじい。この中で健康を保つための手段はないものだろうか。

一酸化炭素は、自動車の排ガスに含まれ、都市ガスに含まれ、タバコの煙に含まれている。これに対して、ビタミンCが役割を持つのである。ロシアの医学者が、一酸化炭素を含む空気の中でモルモットを飼育してみた。すると、一酸化炭素中毒の症状が現れたので、これに一日量40ミリグラムのビタミンCを与えたところ、症状はすっかり消えた。これは、微量の一酸化炭素による慢性中毒症が、ビタミンCによって治ることを証明したことになる。モルモットの体重は300グラムであったから、このビタミンCの一日投与量は、体重60キログラムの人間の場合にすると、8グラムとなる。これは、大量投与というべきものだ。クレナーは、一酸化炭素中毒の治療には、急性のものにも慢性のものにも、ビタミンCに限るといっている。

タバコの煙の成分が、ビタミンCを消費することはよく知られているだろう。ストーンは、タバコ1本によるビタミンCの消費量を25ミリグラムとする。20本入り1箱では5グラムという計算になる。これが一酸化炭素のみによるとは考えにくい。というのは、人の血液にニコチンを加えると、そのビタミンC含有量が24〜31パーセントも下がる、という観察があるからだ。結局、タバコは、一酸化炭素とニコチンと、さらに活性酸素によって、三重にビタミンCを消費する、と考えなくてはなるまい。

ペルティエは、ヘビースモーカーが摂取するだけの量のニコチンを、1ヵ月ほどモルモットに与えてみた。すると、血液や臓器のビタミンC濃度が大幅に低下した。その低下率は、副腎では49パーセント、腎臓では50パーセント、心臓では47パーセント、肝臓では34パーセント、という数値である。

タバコとビタミンCとの関係については、人体実験も多い。60名の医学生について、血中ビタミンC濃度の測定をしたデータがある。非喫煙者において、1デシリットルの血液の含むビタミンCが1・0〜1・2ミリグラムであるのに対し、喫煙者のそれは0・6〜0・9ミリグラムであった。喫煙の習慣のない学生に、一日に6〜8本のタバコを吸わせてみたところ、血中ビタミンC濃度が、3日目には大幅に低下した。そして、タバコを止めると、5日後には以前の値に戻ったという実験もある。

タバコを吸う母親と吸わない母親では、母乳のビタミンC濃度が違う。吸わない母親の母乳中のビタミンCは、1デシリットルにつき平均5・9ミリグラムであるが、吸う母親のそれは平均2・1ミリグラムであった。この差が、乳児の健康に反映しないはずはあるまい。

有機水銀中毒のビタミンC濃度

大気汚染といえば、光化学スモッグの主成分であるオゾン、その発生の原因を作る窒素酸化物など、いろいろあるが、それについても動物実験のデータがある。

モルモットに、体重1キログラム当たり50ミリグラム以上のビタミンCを与えると、それは窒素酸化物にさらされても死なない。これを体重60キログラムの人間に当てはまると、ビタミンCの一日量は3グラムとなる。

マウスを、8~25ｐｐｍのオゾンを含む空気の中に3時間置くと、大抵は参ってしまう。ところが、事前にビタミンCを与えると、生き残るものが出てくる。ビタミンCを自前で合成できるマウスにおいてさえも、である。

公害といえば、水俣病を思い出す人が多いだろう。それは、新日本窒素の工場排水に含まれていた有機水銀が、魚介の体内で濃縮され、これを食べた人たちに中毒を起こしたものである。

１９５1年に、ボーシーは、モルモットを1時間以内に殺すに足りるシアン化水銀の量を見つけた。そして、これを注射する前に、１５０ミリグラムのビタミンCを投与し、その後もこれを継続した。すると、死亡率は、１００パーセントから60パーセントに落ちた。この実験結果は、ビタミンCが有機水銀中毒を、ある程度まで救うことを示している。しかしこの量は、体重60キログラムの人間とすれば、一日60グラムに当たる。これは、常識の範囲を超える非現実的な量というべきであろう。が、メガビタミン主義の守備範囲に収まる量ではある。

一般に、有機水銀などの重金属は、生化学的ストレッサーとなる。従って、中毒患者の血中ビタミンC濃度の低下は当然である。患者はそのために、ストレスにより、あるいはビタミンC不足によって、健康を失う、と考えて良いだろう。

中国の鉛とビタミンCの実験例

重金属といえば、鉛もある。私も鉛中毒患者であって、対策に八方手をつくしている。鉛中毒についても、動物実験がある。ピルマーは、モルモットに白い色のペンキ（炭酸鉛）を与えてみた。量を多くすると、すべてのモルモットは、痙攣と麻痺を起こして死ぬ。そこで、体重1キログラム当たり25ミリグラムのビタミンCを、44匹に与えた。すると、18匹は何らかの中毒症状を現し、12匹は死んだ。

次に彼は、倍量のビタミンCを26匹に与えてみた。すると痙攣や麻痺を起こしたものは2匹に留まり、死んだものは1匹もなかった。

この実験結果がそのまま人間に当てはまると仮定して計算してみると、鉛中毒にやられないために必要なビタミンCの一日量は、体重60キログラムの人の場合、3グラムとなる。1・5グラムでは保障できないことも、この実験から分かる。

中国には、面白い実験がある。鉛を含む水にオタマジャクシを入れて24時間置いたところ100匹のうち8匹が死んだ。そこで、生き残りを二群に分け、一方はただの水の中に、一方はビタミンCを溶かした水の中に入れた。6日経ってみると、ただの水に入れた方は6匹しか生きていなかったのに、ビタミンCを与えられたものは、すべて生きていた。オタマジャクシは、自前でビタミンCが作れるのに、である。

六価クロムや砒素の中毒に対しても、ビタミンCが有効に働く、という研究報告が目に付く。ビタミンCの汚染物に対する効果は極めて広範である。

ベンゼンやDDTから、医薬にまで及ぶ効果の研究がなされている。ストリキニーネ・ジギタリス・サルファ剤・バルビツール系催眠薬・モルヒネ・マリファナ・クロロホルムなどの中毒に対し、ビタミンCは救いとなるようである。それは、広義の解毒と解される《薬物代謝》の酵素《チトクロームP450》の合成にビタミンCが関わっていることから説明される。

知能指数（IQ）との相関

我が子の知能指数は、教育ママでなくても気になる数値である。それについては、クバラとカッツの調査がある。

血中ビタミンCの濃度と、知能指数との相関関係を見ようとしたものだ。その結果は170ページの図⑳に示す通りであって、血中ビタミンC濃度と知能指数とが直線関係にあることが分かる。要するに、ビタミンCを大量に摂れば頭が良くなる、ということだ。

クバラとカッツの実験は、学生64名を対象としたものであって、テストは18ヵ月間に4回実施された。そして期間中、オレンジジュースを与えて血中ビタミンC濃度を変化させてみる。図⑳を見ると、血中ビタミンC濃度が50パーセント増えると知能指数が3・6だけ上昇することが分かる。

なぜ〝脳力〟が高まるのか

ビタミンCが、脳のどこの部位にどのように働いて知能指数を高く保つかという問題は、まだ応えられていない。それにあえて挑戦する義務があるわけではないが、ここに私見を述べておく。

171ページの図㉑に示すものは、脳細胞の単位であるニューロンと、その細胞内に放射状に分布する神経細管とである。

図⑳　血液１デシリットル中のビタミンＣの平均濃度と知能指数の関係

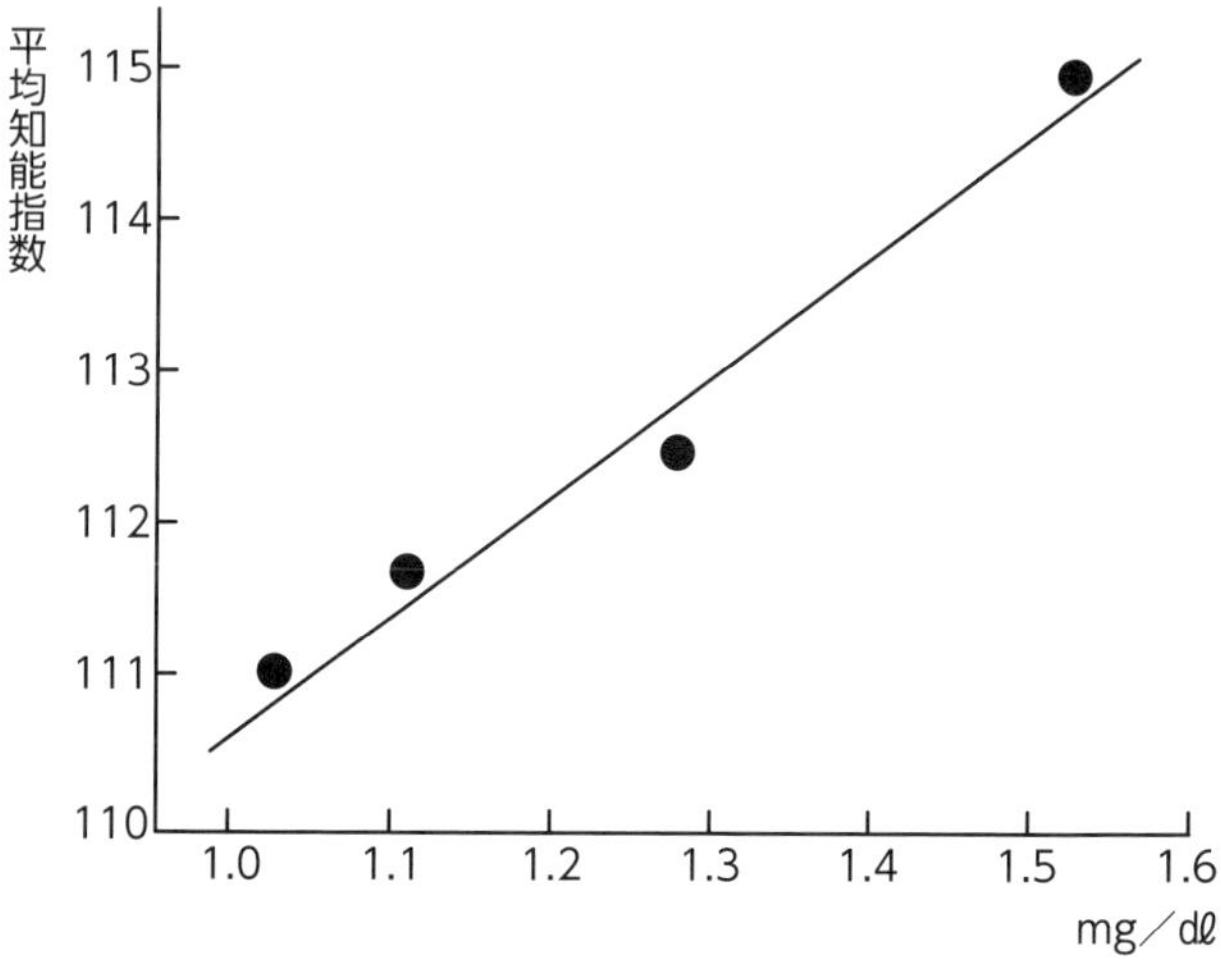

図㉑　ニューロンと神経細管

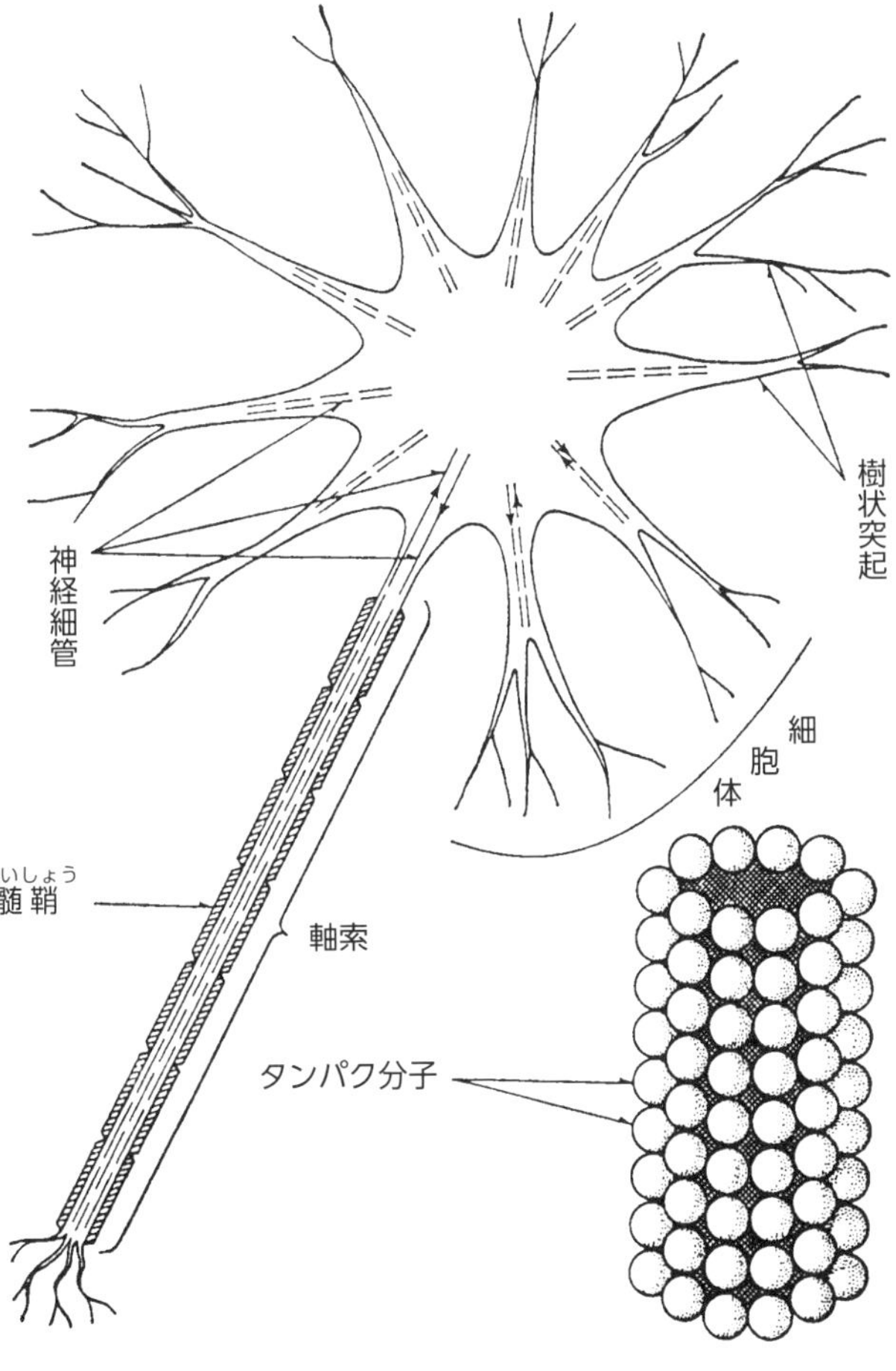

一般に細胞内部にはさまざまな小器官が存在する。普通の細胞ならば、その形はニューロンのような突起を持たないので、小器官はどこにでも存在する。ところが、ニューロンの場合、細い突起、すなわち《樹状突起》や《軸索》などはスペースが限定されているために、小器官の居場所がない。そこで、小器官の産生物、ないし小器官で処理されるべき物質を、細胞体の中心部から突起部の末端まで、あるいはその逆の方向に輸送する必要が起こる。その輸送器官が、図㉑に示す細管なのである。この《神経細管》は特殊なタンパク質《チューブリン》で組み立てられている。豆のような形に見えるものは、それぞれ球状チューブリンである。この事実からして、神経細管の機能が、脳の機能と密接に結び付いていることが想像される。私見といったものは、まさにここに関連している。

神経細管は容易に変化し、くびれるものである。神経細管の数は多いとはいえ、1本がつぶれても、そのニューロンの活動を阻害する。この変形の原因としては、カルシウムイオンの不足、アルミニウムイオンの存在、などがあげられている。

私はここに、ビタミンCを一因子として登場させてみたい。

コラーゲンという名のタンパク質分子の形成にとって、ビタミンCが重要な役割を持つことは、すでに述べられている。コラーゲンの場合、アミノ酸プロリンやリジンの水酸化のために、ビタミンCが必要であった。神経細管のタンパク質において、これと同じことがあるならば、話は単純明快になってくる。ビタミンCが欠乏すれば、神経細管がいびつになり、輸送力が落ちる。この結果は、頭の働きの鈍さとして表面化するであろう。

ポーリングは、知能の「敏活さ」、「鋭敏さ」にビタミンCが寄与するとしている。その分子レベルの実体は、神経細管の機能ではないか、というのが私の仮説である。神経細管の調子の悪いニューロンは、水道管や下水管にごみが詰まった台所のようなものであって、敏活な作業などは期待できない。

統合失調症患者に大量投与

1967年頃から、アメリカでは、統合失調症患者にビタミンCの大量投与を試みる運動が広がっている。その年、1500名の患者が、ビタミンCを中心とするビタミン大量投与を受け、そのうち80パーセントに、症状の改善もしくは全快が見られた。この運動はカナダにも拡大し、現在、1500人の医師と、100以上の病院とが、この治療法を行っているという。ただし残念ながら、我が国の精神科医でビタミンに興味を持つ人はほとんどいないようだ。

米国やカナダがここにくるまでには、多くの臨床実験の積み重ねがあった。ビタミンCと統合失調症との関連を扱った論文は、すでに1938年頃から発表されている。これらの一致した点は、統合失調症患者におけるビタミンCの要求量が異常に高く、血中ビタミンC濃度が異常に低い、という事実にあった。

1966年、バンダーカンプは、統合失調症患者では、ビタミンCの代謝速度が、正常人の10倍にのぼることを発見している。そこで彼は、10名の患者に、4時間ごとに6〜8グラムのビタミンCを与えてみた。その結果、全員に症状の改善が見られたという。この時、ビタミンCの一日量は、驚くなかれ、36〜48グラムに及んでいる。

ビタミンC代謝の異常亢進

ここでクローズアップされる問題は、統合失調症患者において、特にビタミンCの代謝速度が大きいのはなぜか、ということである。これについては、ホッファーの仮説がある。フランスの作家サルトルが、制作中に幻覚剤《メスカリン》を使った話は有名だが、これはサボテンから作った麻薬で、インディオが、祭りの時に神を見るために使うものだそうである。このメスカリンは、我々の副腎髄質で作られるアドレナリンに、分子的によく似ている。統合失調症患者では、アドレナリンの代謝が正常でなく、それがメスカリンにもっと近い物質に変化し、特有な症状を起こさせるのではないか、というのがホッファーの発想であった。

アドレナリンの代謝が異常になると、アドレノクロムという、さらにメスカリンに近い物質ができる。ホッファーは、この物質が幻覚剤になることを確認している。ホッファーの仮説が正しいとすれば、アドレノクロムの産生を抑制することによって、統合失調症は改善されるはずである。そのためには、アドレノクロムの前駆物質であるアドレナリンを、そしてまた、アドレナリンの前駆物質であるノルアドレナリンの産生を抑制すべきであるかもしれない。

統合失調症患者が医師にもらった薬を飲むと、いつも眠そうな顔をしている。それは、覚醒ホルモンであるノルアドレナリンの分泌量が減少したためであって、当然の結果ではあるが、一面、ホッファーの仮説を容認した形となっている。ただし、この時に投与された薬は、いわゆる《精神安定剤》の種類であって、ビタミンではない。

ノルアドレナリンやアドレナリンは、《アミン型ホルモン》に属し、モノアミン酸化酵素（MAO）によって酸化され失活する。従って、MAOの活性を高めれば、結局は、アドレノクロムの生成量をカットすることができる。そこで、MAOの補酵素となるニコチン酸を投与する方法が、ホッファーによって試みられた。この時用いられたニコチン酸またはニコチン酸アミドの一日量は3〜18グラムであった。ホッファーはこれに、一日量3グラムのビタミンCを加えている。

この方法は、まさにメガビタミン主義そのものであった。それによって、アドレナリン・ノルアドレナリン・セロトニンなどの量が抑えられ、さらにアドレノクロムの量も抑えられたのであろう。なお、ニコチン酸はビタミンの仲間であるが、体内でアミノ酸トリプトファンから合成される。ただし、ビタミンB_2とビタミンB_6とが補酵素として要求される。

うつ病にもビタミンC

うつ病では、脳脊髄液中や脳幹中のセロトニン濃度が、正常人の2分の1程度に低下しているという。

セロトニンは、脳内でアミノ酸トリプトファンから作られる。トリプトファンに、水酸化と脱炭酸という、酵素による二工程が加えられてできるのだ。それらの代謝は、補酵素としてビタミンCとビタミンB_6とが十分に供給されることが不可欠なのである。

イギリスでは、日本の厚生労働省に当たるCOSMが、トリプトファン、ビタミンB_2、ビタミンC、ビタミンEを1錠に含む製剤を、抗うつ剤として認可している。西ドイツでも同様だということだ。

セロトニンはまた、入眠物質として知られている。ニコチン酸も神経興奮を鎮めて眠りやすくする物質である。セロトニンもニコチン酸も、同じくトリプトファンから作られるものだ。トリプトファンを多く含む牛乳を就寝前に飲むのは、理にかなっているのである。

体内ビタミンCは加齢と共に減少

　血液に含まれる不飽和脂肪酸の過酸化物が増えると、その粘度が高まるばかりでなく、それが血管壁に引っかかると、その粒子が割れて活性酸素を発生し、さまざまな障害の原因を作る。ソコロフの研究によれば、この血中過酸化脂質の量は、加齢と共に増大するが、ビタミンCの投与によって低下する。

　心臓病患者60名を対象とし、一日2〜3グラムのビタミンCを投与したところ、12〜30ヵ月後には、患者の83パーセントに、状態の改善が見られたという。全く効果のなかった13パーセントの患者も、投与量を増やせば良くなったのではないか、と彼は反省している。

　ビタミンCの発見後まもない1934年に、ヤポルスキーらは、人体の含むビタミンCの量が、加齢と共に減少することを発見した。対象者は、新生児から77歳の老人にまで及び、調べた臓器は副腎・脳・膵臓・肝臓・脾臓・腎臓・肺・心臓・胸腺などであった。それらのどの組織を取ってみても、ビタミンCの含有量が、加齢と共に減少するのである。

　スモリャンスキーは、60〜90歳の老人144名について、血中ビタミンC濃度と、血中ステロイドホルモン濃度とを調べ、それらの値が若い人と比べて低いことを確かめた。これらの老人に、500ミリグラムのビタミンCを注射しただけで、ステロイドホルモンの尿中排出量が増え、その産生が亢進したことが確かめられた。この処置を継続したところ、ホルモンの産生量はさらに増え続けたという。ステロイドホルモンには、副腎皮質ホルモンと性ホルモンとが含まれる。

そこでの結論は、若い時からビタミンCの摂取を続けていたら、ステロイドホルモンの産生が、ずっと高いレベルに保たれたのではないか、ということになるだろう。

死亡率の高いビタミンC不足地域

副腎皮質ホルモンの量が、ストレッサーに対する抵抗力の目安となることは、すでに述べたところから推測されよう。要するに、老人の低い抵抗力は、ステロイドホルモンの不足とも結び付いているのである。

ステロイドホルモンの産生量を決定する因子は、ビタミンCだけではない。少なくとも、ステロイドホルモン合成を担当する副腎皮質や性腺など細胞の数も、重要な因子のはずだ。そこで、20歳を過ぎる頃から、細胞数が減少し始める事実を考慮しなければならなくなる。従って、ビタミンCだけで、寿命の問題を論じることのできないことは明らかである。

免疫学の開祖として知られるオーストラリアのバーネットは、その著『寿命を決定するもの』（1976年）の中で、寿命を決定するものも、ガン年齢を決定するものも、《ヘイフリックの限界》であることを強調している。これは、細胞分裂の回数における限界である。

1963年にヘイフリックは、胎児の肺の細胞を培養して、その分裂が50回ほどで頭打ちになることを発見した。この時点ですべての細胞は異型化して本来の機能を失っていた。このヘイフリックの限界が細胞の実質の酸化の結果であるとすれば、抗酸化作用を持つ、ビタミンC・ビタミンE・SH基などには、その限界を延長する働きがあって良いことになる。パッカーはビタミンEにその効果があるとしている。

ビタミンCの摂取量の低い地域の住民では、死亡率が高いという報告があるが、これも一つの有力なデータであろう。

8　不妊症・白内障・アレルギーなど

排卵誘発剤よりビタミンC

１９７６年の話題の一つ、「五つ子の誕生と成長」は、時の総理大臣によって、その父親に参議院選出馬懇請の声が掛けられるほどまで有名になった。ここに見られた五つ子受胎は、排卵誘発剤のいたずらであって、不妊の夫婦に、さまざまな問題を提供した。また、その頃の新聞紙上に、「ビタミンCはコウノトリか」という見出しで、ビタミンCの排卵誘発作用を扱った記事が出た。

《排卵》が妊娠にとって不可欠の条件であることは、よく知られた事実であるが、その排卵の時期や状態などを検査する方法はいろいろあるだろう。その中の一つに、尿中ビタミンC濃度による方法がある。これは、１９６８年に、ペシュケとバステルリンクとが発見したものであって、排卵の時期に、尿中ビタミンC濃度が顕著に低下する、という現象である。《卵子》の成熟にとって、ビタミンCが重要な役割を持つことの発見は、すでにその５年前である。ペシュケとバステルリンクの研究は、それを間接的に証明したことになる。卵子の成熟が排卵の条件の一つであるとすれば、ビタミンCはまさにコウノトリであろう。

脳下垂体からは、《卵胞刺激ホルモン》・《黄体化ホルモン》など、いわゆる性腺刺激ホルモンのゴナドトロピンが分泌されるが、このどちらかが不足すると、排卵が起きない。そこで、黄体化ホルモンの分泌を促進する薬の服用や、卵胞刺激ホルモンの注射などが、《排卵誘発》の目的で行われる。

排卵誘発剤の服用であるが、数ヵ月飲んでも排卵のない人が20パーセントほどいる。群馬大の臨床試験では、このような女性22人に対し、一日400ミリグラムのビタミンCを、1ヵ月間与えてみた。すると、生理があった5人は、全員に排卵があった。そして、無生理の17人のうち10人に排卵があった。しかも既婚者13名のうち6名に妊娠を見たのである。

同教授は、排卵誘発剤と併用でなく、ビタミンCだけを与えると、無排卵の人に排卵を見ることはほとんどなかった、と言っている。私からすれば、単独でビタミンCを与える時、400ミリグラムでは不足、という感じがする。ビタミンEと共にビタミンCを大量投与すれば、排卵誘発剤なしにでも排卵が見られ、器質的な障害がない限り、妊娠の期待が持てるのである。

夫が43歳、妻が42歳で、9年間も子宝に恵まれなかった夫婦が、ビタミンEの服用を半年続けて吉兆を得た例がある。不妊の場合は排卵誘発剤よりはビタミン、と私は言いたい。特に、《多胎》の恐れがないというメリットも、ここにはある。

動物実験ではビタミンCの注射によって、牛の受精能力が増し、不妊の牛の60パーセントが妊娠した、という報告もある。ビタミンCが生殖作用に関係している度合いは決して小さくない。

妊娠・分娩とビタミンC

妊婦の母体についても、ビタミンCは重要な役割を持っている。というのは、ビタミンC欠乏の場合、早産の確率が高いからである。フィンランドにおける、20万例を超える出産についての統計では、死産率が最高の月は1月と12月とである。この現象は、野菜の不足する時期、すなわちビタミンC摂取量が少ない月に当たる、として説明されている。

妊娠という負担はストレッサーとなる。ラットのような、自前でビタミンCを作る動物を調べてみると、妊娠中はその合成量が増えている。この事実は、我々人間の場合、妊娠中は平常より多くのビタミンCの摂取が必要であることを物語るものである。妊娠中のモルモットにストレッサーを与えると壊血病が起こる。この事実も、妊娠によってビタミンCの消費が高まることを証明している。

モルモットについてはいろいろな実験があるが、妊娠初期にビタミンC欠乏食を与えると、《流産》もしくは胎児の吸収が起き、妊娠後期にビタミンC欠乏食を与えると、《死産》もしくは《早産》が起きる。また、初めからビタミンC欠乏食を与えておけば、卵巣に異常が起き、不妊に陥る。

分娩の段階でも、ビタミンCの役割を認めることができる。クレナーは、出産の前に、10グラムのビタミンCを静注する。こうすると、分娩時間が短縮され、苦痛が少なく、事故の発生を見ないという。犬のお産は軽いというが、それはビタミンCの自家生産の恩恵だろう。クレナーは、妊娠の全期間中、一日量4～15グラムのビタミンCの服用を勧めている。

出産がすめば授乳の問題が起きるが、《母乳》には、100ミリリットル中に4ミリグラム以上のビタミンCが含まれている。一日に作られる母乳の量は500～1000ミリリットルであるから、母体が失うビタミンCの量は、20～40ミリグラムとなる。

授乳期間中にも、母親は普段より余計にビタミンCを摂らなければならないわけだ。なお、出生時の胎児の血中ビタミンC濃度は、母体のそれよりも高いという。

ビタミンCを肝炎に

外科手術では、輸血を必要とするケースもある。輸血に使う血液に対しては、さまざまな検査が行われているが、それでもなお、輸血に基づく《血清肝炎》は、かなりの比率で発症し、患者を苦しめている。ことに、いわゆる売血時代には、血清肝炎の発生率は10～20パーセントに及んだものだ。この時代すでに、この発生率を0・26パーセントに抑えた医師がいる。それは、京大結核研にいた森重福美氏である。彼は、外科の患者2700例に対し、ビタミンCの大量投与を行ってこの好結果を得たのだ。残念ながら、その一日投与量についての報告は、私の手元にないが、1グラム程度ではないかと思う。いずれにせよ、この臨床経験は、ビタミンCのウイルスに対する効果を雄弁に物語っている。

実は、ビタミンCの発見後まもない1933年、すでに、このテーマについての動物実験が行われた。モルモットにビタミンC欠乏食を与えたのちに解剖し、肝臓の脂肪変性を観察したのである。脂肪肝は、肝臓の退行変性として知られる《肝硬変》の前駆現象に他ならない。

結局、この実験から、肝臓を守るためにはビタミンCを、という教訓を引き出して良い。壊血病に罹ったモルモットの肝臓に異常のあることも、知られているのである。効果的な治療のできないウイルス性肝炎患者にビタミンCを一日5グラムずつ、24日間投与して成功した例がある。

また、幼児の肝炎患者に一日2~3グラムを投与した例では、2、3日で、黄疸の消退が見られたばかりでなく、体重は増加し、食欲は増進して、わずか9日の入院で回復したという。これは、1957年にドイツのキルヒマイヤーが、63名の子どもを対象として行った実験のデータである。その後、肝炎に対するビタミンCの大量投与は、多くの国で行われるようになった。

アルコールからくる肝臓の退行変性を予防したい人も、ビタミンCを常用するのが賢明というものだろう。このための一日必要量は10グラムであろう、とストーンは記している。

腎臓障害の場合

肝臓に障害がある時は、疲れやすさもさることながら、全身の倦怠感、食欲不振が起きるので、どこかに病気があることは自覚症状で分かるのが普通だ。しかし、腎臓となると、気が付かないうちに、病気が進行していることがある。従って、普段から腎臓病を予防する方法があるならば、それは魅力的なはずだ。

《腎炎》の多くは、扁桃腺が腫れて高熱を出した時、腎臓が《溶連菌》の攻撃を受けたのが契機となって起こる。従って、風邪の予防ができれば、腎炎の予防ができたことになる。初歩的な注意としては、《扁桃炎》による高熱が出たら、減塩食をして安静を保ち、腎臓の負担を軽くすることがいわれている。腎臓に障害がある時、2時間おきに2グラムのビタミンCを服用することを、ストーンは勧めている。

口から入ったビタミンCは、消化管から吸収されて、直ちに血中に入り、腎臓に送られる。この吸収は、低濃度から高濃度に向かって濃度勾配に逆らって起こる《能動輸送》によるので、エネルギーを要求する。腎臓は、ビタミンCの濃度がある値になれば、よく活動する。そして、この濃度を保つためには、2時間ごとの服用が必要になるという。

この方法によって、尿中ビタミンC濃度を高く保つことは、《膀胱炎》や尿路の感染症の治療を目的とする場合にも有効である。

腎不全とビタミンCとの関係については、動物実験による報告がある。1950年、メーソンらは、ウサギの腎臓を二つとも除去してみた。このようなウサギは、普通ならば3〜4日のうちに死ぬのが通例である。ところが、ビタミンCを注射すると、生存期間は5・5〜8・5日に延びた。しかも、死の直前まで、正常なウサギと同じ位元気であった。ウサギという動物は、自前でビタミンCを合成している。そのウサギにして、このようである。我々人間の場合ならば、ビタミンCの投与は格段の効果を現すであろう。ビタミンCは、腎不全に対しても、有効ということである。

腎不全の患者には、《人工透析》が行われるがその時、不要物質が除去され、ビタミンCの一部も除去されてしまう。この事実は、透析に際して、ビタミンCの補給が必要なことを示すものである。

結石とビタミンC

腎臓障害の一つとして、腎臓結石があるが、一般に、結石は腎臓だけにできるものではなく、尿路にも、膀胱にも、胆嚢にもできる。そして、やや常識化した情報として、ビタミンCの摂取は、腎臓結石や膀胱結石の原因となる、という話がある。これについての実験的研究は少なくない。

結石のおよそ3分の1はシュウ酸カルシウムの石である。ビタミンCの一部が体内でシュウ酸に変化することから、ビタミンC結石原因説は生まれた。シュウ酸塩は尿中に排出されるので、尿の検査によって、ビタミンCからシュウ酸への変化の量的関係が分かる。

ラムデンは、1954年に、51名の男性にビタミンCを与えて、その尿を調べた。一日量4グラムまでは、シュウ酸塩の排出量に変化がなく、10〜64ミリグラムであった。一日量を8グラムにすると45ミリグラム増え、9グラムにすると68ミリグラムだけ増えた。ビタミンC投与以前の個体差が54ミリグラムもあるという事実と、これとを照合すると面白い。要するに、尿中シュウ酸塩の量を決める因子は、ビタミンCだけではないということである。この種の研究は、我が国にも多い。

1947年、マッコーミックは、結石の発生率についての各国のデータを集め、これに自分の経験を加えることによって、尿路結石や胆石などの形成がビタミンCの欠乏からくるとした。彼の実験によれば、尿中ビタミンC濃度が高くなると、尿路結石などはたちまち消える。0・5〜2グラムのビタミンCを服用すれば、数時間のうちに、この現象が起きるという。

結石を予防する方法としては、ビタミンCの摂取と十分に水を飲むことによって尿中塩類の濃度を下げ、さらにビタミンAの摂取に努めるのが良い。我が国でいえば、結石の発生率は夏に多いが、これは水分の摂取が不足するためである。ビタミンAは粘膜などの組織や機能を正常に保つために必要なものであって、これの欠乏による小さな傷が、結石の形成に密接に関係している。

12種類もある目の機能障害

眼球は、ビタミンCを濃縮して含む器官である。これは、目の働きの上でビタミンCが重要な役割を持つことの証拠といって良い。眼球がどれほどの濃度のビタミンCを保有しているかを見るのには、人間より牛の方が良い。というのは、牛は必要なだけビタミンCを自前で作っているからである。そのような動物では、各組織のビタミンC濃度は飽和に近いものだ。

牛の目のいろいろな組織について、ビタミンCの濃度を1デシリットル中のミリグラム数で示すと、角膜で30、角膜上皮で47~94、水晶体で34、網膜で22となる。これは副腎の97~160、脳下垂体の126よりは低いけれど、骨格筋の2、心筋の4、腎臓の13、脳の17よりはるかに高い。ヒースは、眼球においてビタミンCの関係する代謝は12種あるとしている。これは、ビタミンCの欠乏による目の機能障害が12種あることを意味する。

図㉒　眼球の構造

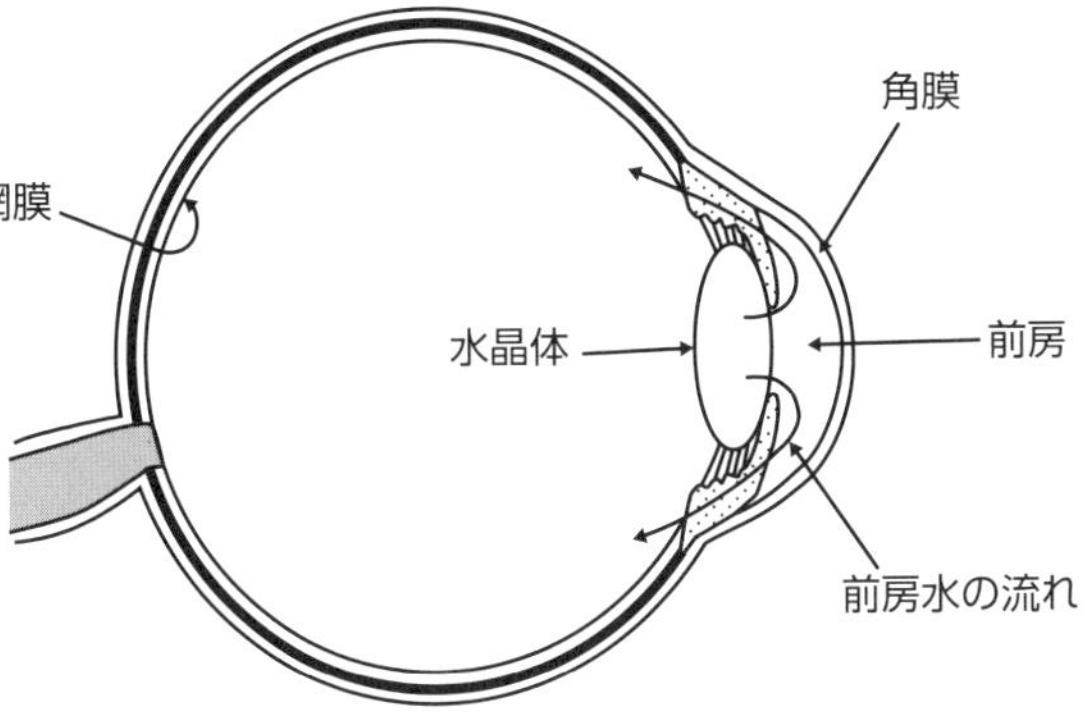

緑内障の予防に有効？

目の成人病といえるものに《緑内障》がある。これは、視野に緑色の傘が掛かることを特徴とする病気で、40歳以上の人の2パーセントに、65歳以上の人の8～10パーセントに見られるという。

眼球の構造を調べると、《水晶体》という名のレンズの前方、角膜の後方に、三日月型のスペースがある。これを《前房》という。前房は前房水で満たされているが、この液体は水晶体から分泌され、その周りにある小孔から外に抜ける。前房水は灌流しているわけである。もし、前房水がスムーズに排出されないと、その圧力が高まる。そこで、その圧力が眼球全体に掛かり、《眼圧》を高める。すると、網膜に分布する神経細胞が、高い圧力に負けて破壊される。これが視野の周辺から始まるために、《視野狭窄》が起こる。これが、緑内障の病理である。このことから、眼圧を正常に保つことが、緑内障にならないための条件であることが分かる。また、高い眼圧を下げることができれば、緑内障が治ることも分かる。

眼圧とビタミンCとの関係を研究した人に、スウェーデンのリンネルがいる。彼は、正常の目の持ち主の眼圧を調べながら、一日に2回、ビタミンCを0・5グラム服用させ、その眼圧が大幅に下がることを突き止めた。1964年のことである。彼はまた、1969年に、緑内障の患者に、ビタミンCを一日2グラムずつ服用させて、眼圧の大幅な低下を見ることができた。なおまた、70グラムのビタミンCを静注して、眼圧が急激に下がることを観察している。

これらの事実を総合すると、眼圧の異常上昇、すなわち緑内障の発症が、ビタミンCの欠乏と深く関わっていることが分かる。緑内障の治療がビタミンCによって可能だとは言えないにしても、その予防はビタミンCによって可能なのではあるまいか。ビタミンCの眼圧を下げる作用についての学説はないようだ。この現象を最も単純に説明するのには、ビタミンCに、前房水の粘度を低下させる作用があるとの仮定をしてみたくなる。前房水のビタミンC濃度は血中濃度の25倍にもなっている。

もしその仮定が正しければ、ビタミンCの大量静注によって、たちまち眼圧の下がる現象も、簡単に理解できるだろう。この時ビタミンCは、抗酸化作用を発揮して酸化物による粘度の上昇を防ぎ、前房水の灌流を促進すると考えられる。

白内障の予防は可能？

緑内障よりもさらに多い老人性眼病として、《白内障》がある。これは、《白内障》は老化の一つの側面として捉えられているが、《ブドウ膜炎》や外傷などでも起こる。そしてこれは、透明であるべき水晶体が不透明になることによって、視力が減退する病気である。

水晶体の不透明化は、周辺部から起こる。これは、平均して40歳代の初期だという。水晶体が実際に光を通すのは瞳の部分だけである。従って、周辺部の不透明化は、視覚を妨げない。不透明部分が次第に拡大し、ついに瞳に掛かると、視力の減退を自覚し、いよいよ白内障となる。

水晶体はタンパク質のレンズである。このタンパク質は、もともと透明なものであるのに、それが不透明化するのは、なぜだろうか。

白内障多発地域として知られるのはインドである。この地域では老人性白内障がかなり若いうちに現れ、急激に悪化するケースが多い。それについての研究調査がインドで行われたのは、１９６３年から１９６８年にかけてであった。その結果分かったことの一つは、白内障の場合ビタミンＣの濃度が、正常な目のそれより低い、という事実であった。そこで、ビタミンＣ摂取量の少ない食習慣に、白内障多発の原因がある、という判断が下された。その後の多くの研究の結果、白内障になった水晶体は、ビタミンＣの濃度ばかりでなく、グルタチオンの濃度も、活性酸素除去酵素ＳＯＤの活性も落ちていることが分かった。また、ビタミンＣの濃度が、発症の直前に急低下することも分かった。ここから我々は、白内障の原因が活性酸素であることを知ることができる。

アメリカの眼科医アトキンソンは、白内障を予防可能な病気としている。１９５２年に彼は、初期の白内障患者４５０名に、一日１グラムのビタミンＣを与えた。このうち手術を要した者はごく少なく、大多数はその後10年以上も、最初のままの症状を保ったという。ビタミンCを用いない場合、多くは4年以内に手術の段階までできてしまうものである。白内障の予防を期待したい人は、ビタミンCを初めとする活性酸素除去物質の十分な摂取を試みるべきだろう。

眼病としては、角膜炎・角結膜炎など老人性でないものもあるか、これに対してもビタミンCが著効を現す、という報告がある。

《網膜剥離》は、強度の近視が引き金となって起きるのが普通である。網膜剥離の目を調べてみると、ビタミンC含有量が低下している。そこで、ビタミンC欠乏という背景の下に、この病気は起こると主張する学者がいる。結局、ビタミンCさえあれば罹らずに済む眼病が、いろいろあるということになる。

アナフィラキシーショックとは

人体は、外から異物が侵入すると、これに対して防衛反応を示す。その防衛反応が過剰になったために起こる異常が《アレルギー》である。アレルギーの原因物質を《アレルゲン》という。まずアレルゲンが与えられ、防衛反応が起きたのち、適当な期間をおいて、もう一度そのアレルゲンが与えられると、重大な異常が急激に起こることがある。これを《アナフィラキシーショック》という。このアナフィラキシーショックが、ビタミンCの投与によって軽減されることを発見したのは、北里研究所の横山氏で、その論文は1940年に発表されている。

彼は、体重200〜300グラムのモルモットを使った。これに馬の血清を注射し、3週間経ってから、また同じ馬の血清を注射した。すると、実験動物は、アナフィラキシーショックを起こして、すべてが数分以内に死んだ。これを対象群として、彼は、別のモルモットの一群を用意し、これには、第2回の注射の直前に、ビタミンCを注射した。その結果は次の通りである。

5〜10ミリグラムのビタミンCでは、ショックの防止はできなかった。20ミリグラムのビタミンCでは、ショック死までの時間が延びた。30ミリグラムのビタミンCでは、ショック死を免れるものがあった。50ミリグラムのビタミンCでは、ショック症状もショック死も起こさなかった。

横山氏の実験に見る限り、ビタミンCはアナフィラキシーに対して、有力な武器となる。しかし、使用したビタミンCの量はいかにも多い。これを体重60キログラムの人間に当てはめてみると、2・4グラムでは無効、4・8グラムでは延命、7・2グラムでは助かる人が現れ、12グラムでは全員が助かる、ということになる。

花粉アレルギー

アレルゲンとして有名なのは花粉である。《花粉アレルギー》の患者25名を対象として、ビタミンCの効果を調べた実験がある。これは、1942年に、ホームズとアレグザンダーが行った。

ビタミンCの投与量は、第1週には一日に100ミリグラム、第2週には一日に200ミリグラム、第3週には一日に500ミリグラムということであった。その結果を見ると、一日量1000ミリグラムの期間に、症状の改善は一例もない。500ミリグラムになると、無効例は二つしかなくなった。大部分の患者の症状は、目立って改善された。

ブタクサの花粉がよく問題になるが、これに対して異常に敏感な患者がいた。ベルナーは彼に、ビタミンC1000ミリグラムを添加した花粉アレルゲンを注射してみた。すると、アレルギーは起きなかった。

花粉アレルギー患者に、一日1グラムのビタミンCを与えると、50パーセントに改善が見られ、一日に2・25グラムのビタミンCを与えると、75パーセントに改善が見られた、という報告もある。

ブタクサの花粉に悩む人にとって、これは耳よりな話であろう。『ビタミンC健康法』の著者ストーンは、花粉アレルギー患者のビタミンC必要量を、一日3〜5グラムとしている。

これを年間通じて服用し、花粉の季節には、適当に増量することを勧めている。

気管支喘息の対策

アレルギー疾患といえば、花粉アレルギーの他に、《アレルギー性鼻炎》・《アレルギー性喘息》などがある。ビタミンCは、それらのいずれにも有効だとされている。

一日に1グラム程度のビタミンC投与で、アレルギー性鼻炎が治った例がある。喘息では、発作そのものが強烈なストレッサーとなる。血中ビタミンC濃度と、発作の頻度や強度との間に、相関関係のあることが認められている。

ゴールドスミスは、29人の患者について、血中ビタミンC濃度を測定した。その結果を見ると、22人は、1デシリットル中0・6ミリグラムであった。これは、正常値0・7ミリグラムを割っている。

一日300ミリグラム程度のビタミンC投与を続けると、正常者ならば、血中ビタミンC濃度は、100ミリリットル中1ミリグラムに保たれるが、喘息患者はそれを割る。

ドーソンは、気管支痙攣や平滑筋に対するビタミンCの作用を研究した。モルモットを使っての実験では、痙攣誘発剤で起こるはずの気管支痙攣が、ビタミンCの投与によって抑制されることが確かめられた。これを、気管支を取り巻く平滑筋に対するビタミンCの作用として、ドーソンは説明する。彼の研究によれば、ビタミンCの摂取量が少なすぎると、《ヒスタミン》などの生理的痙攣誘発物質の作用は促進される。従って、気管支喘息の治療には、大量投与が必要であるという。

ヒスタミンはアレルギー症状を起こす物質であって、ビタミンCはこれを水酸化して別の物質に変えてしまう。一日250ミリグラム以上のビタミンCを摂る人の血中ヒスタミン濃度は不変であるが、それ以下の摂取量だと、ヒスタミン濃度は高くなるという報告がある。特に、妊婦は低い血中ヒスタミンの濃度を確保する必要があるという。

低血糖症が治った例

《低血糖症》は、糖尿病と反対に血糖値の低い病気である。ここにあげたのは、私がアメリカで実際に見た患者の場合である。

6歳の少年の低血糖患者がいた。この少年は、発育不全で知能が低く、しばしば手の痙攣がある。見かけたところ、身長や体重は4歳児程度でしかない。いろいろな医者に掛かったが、最近1年半というもの、発育がストップしたままであるという。

両親によると、つい4週間前に医者を変えた。30歳にもならない新進気鋭の医師の指示に従ったところ、それ以来体重が3キログラムも増えたという。症状が全面的に改善されたのだ。それは、4週間に3キロという体重増加が、雄弁に物語っている。少年の家はポーリング研究所からあまり遠くなく、担当医はこのメガビタミン主義者の指導を受けていたものと想像される。

その処方が面白い。ビタミンCを一日に6グラム、ビタミンEを一日に3グラム、配合タンパクを一日に30グラム、ということで、薬は一切使わない。以前に掛かっていた医者と、全く別の方法を取って成功を収めたわけだ。ここで用いられたビタミンEの量は3グラムという大量だが、その吸収率はごく低いはずで、実効値はおそらく250ミリグラムに達しない。ちなみに、私はこれより吸収率の格段に高い品を使っている。

低血糖患者の血中ビタミンC濃度は低いだろうが、それを検査で確かめたのかどうか知らないが、とにかくビタミンCの大量投与を敢行したところに、この若い医師の面目が躍如としている。

この具体例は、難しい病気にビタミンCの大量投与を試みることの価値を示すもの、と私は受け取った。多分これは、人間の病気全般におけるビタミンCの位置付けについて、有力なヒントを与えるものであろう。

他のビタミンとの深い関係

ビタミンCに関係の深いビタミンとして、ビタミンP（ヘスペリジン）がある。これに一言触れておくことにしよう。

ビタミンPの「P」は、パーミアビリティー（透過性）の頭文字である。これは、毛細血管壁の透過性に関わっており、その作用は透過性を抑制することにある。ビタミンPが欠乏していると、血管壁の透過性が亢進し、特にタンパク質が外に出るために、血液中のタンパク質が不十分になる。ビタミンPによって透過性の低下した血管は強化され、破裂しにくくなる。脳出血の予防のため、高血圧患者にビタミンPが勧められるのは、この理由による。

一方、血中のビタミンCは、腎臓から排出されるが、これは、その濃度が一定の閾値を超えた時に起こる。従って閾値が高いほど、血中ビタミンC濃度は高く保たれる。ビタミンPには、この排出閾値を上げる作用もあるのである。ビタミンCの血中濃度の高いことを望むためには、ビタミンPの摂取が条件となる。ビタミンPの代表的なものは、ヘスペリジンとルチンである。前者は柑橘類の皮に含まれ、後者はソバの全草に含まれている。また、ビタミンPは、アセロラやローズヒップに、ビタミンCと共に豊富に含まれている。

ビタミンEもビタミンCとの関係の深いビタミンである。両者は他の物質の酸化を抑制するが、この時還元型から酸化型に変わる。酸化型ビタミンCを元の還元型に戻すのは《グルタチオン》であるが、酸化型ビタミンEを元の還元型に戻すのはビタミンCである。グルタチオンは自前で作れるが、ビタミンCは自前で作れない。なお、血中グルタチオン濃度は加齢と共に低下する。

我々メガビタミン主義者にとって全く不幸なことだが、ポーリング夫人は、膵臓の原発ガンが転移して全身に広がり、先年亡くなった。夫妻はビタミンCを中心とするビタミン大量摂取を実行した。風邪の時には一日40グラムも摂ったという。

私はビタミンCの大量摂取の場合、ビタミンEもそれと並行して増量する必要があり、と考えている。その根拠はややこしくなるので省略するが、ここでの問題は、ビタミンEの吸収率の悪さである。この数値はもともと極めて低いが、増量すればするほど、吸収率は下がる。この問題についての故本山示氏の研究成果は貴重である。市販のビタミンEでは、ビタミンCの酸化促進作用の危険を回避するのは困難だろう。この時ビタミンCは、最強の活性酸素ヒドロキシルラジカルの増産になるのである。

9　酸素の変わり種

酸化と活性酸素

酸素分子の化学式がO_2であることは、大抵の人の常識になっているだろう。この記号の意味するところは、酸素の1分子が2個の酸素原子からできているということであって、それ以上のものではない。実を言うと、2原子の酸素は16個の電子を核の周りに持っているのだが、このことは化学式には表現されていないのである。ここで酸素の変わり種といっているのは、その電子の数や配置が正常でないものを指している。その変わり種は、電子の状態を整えようとして、他の分子から電子を引き抜く性質を持っている。

一般に、電子を引き抜く過程を《酸化》という。そこで、ここにいう酸素の変わり種には酸化力がある。これは、酸化活性が高いわけだ。そのために、酸素の変わり種には、《活性酸素》の名が付いている。

活性酸素という言葉を聞いたら、それは酸化力の強い酸素のことだと思っていただきたい。普通の酸素、つまり大気中の酸素の酸化力は極めて弱いのである。

酸素分子の電子

すでに述べた通り、普通の酸素分子は16個の電子を持っている。これに1個の電子が付加されたものを《スーパーオキサイド》（ＳＯ）という。大気中に存在する変わり種の酸素はこれである。また、酸素カプセルの売りもこれである。保育器の中の新生児に《未熟児網膜症》を起こした犯人もこれである。

スーパーオキサイドにさらに1個の電子が加えられた酸素は《過酸化水素》の形を取る。タバコの害の主犯はこれである。

過酸化水素にさらに1個の電子の加わったものは、二つに割れて《ヒドロキシルラジカル》となる。これは最強の活性酸素なのだ。

なお、スーパーオキサイドとヒドロキシルラジカルとは、奇数個の電子を持っている。このような分子は、フリーラジカルまたは《ラジカル》と呼ばれる。偶数個の電子を持つラジカルもないではないが。そこで、活性酸素のうち、スーパーオキサイドとヒドロキシルラジカルとがラジカルということになる。

活性酸素の仲間には、《一重項酸素》というものがある。これは、普通の酸素分子の持つ電子16個のうちの1個が、他の軌道に移ったために活性を現すものである。

結局、活性酸素には、スーパーオキサイドラジカル・ヒドロキシルラジカル・過酸化水素・一重項酸素の４種があることになる。

ラジカルと過酸化脂質

　ここにあげた四つの活性酸素の酸化力には強弱の差があるけれど、どれにも、遺伝子分子DNAを切断して《突然変異》を起こさせる程度の力はある。突然変異を起こした細胞は、死ぬか腫瘍化するか、どちらかの道をたどるのが普通だ。

　最強の活性酸素ヒドロキシルラジカルとなると傷害の範囲は広く、タンパク質や脂質もやられる。先に述べたコラーゲンの過剰架橋も、ヒドロキシルラジカルの仕業だろう。

　脂質のうち傷害を受けやすいのは、それに含まれる不飽和脂肪酸である。不飽和脂肪酸にヒドロキシルラジカルが働くと、《過酸化脂質》ができる一方、別のラジカルができるのである。

　ラジカルは、スーパーオキサイドラジカルやヒドロキシルラジカルのように、1個の余計な電子《不対電子》を持っている。この電子は対を作ろうとして、他の分子から電子を引き抜く性質を持っている。つまり、酸化力を持っている。その点で、すべてのラジカルは危険分子といって良い。

　脂質から出てきたラジカルは、別の不飽和脂肪酸に働きかけて、過酸化脂質とラジカルを作ることになり、これが《連鎖反応》の形を取る。やがて、ラジカル同士が結合し、電子の対ができて反応は停止することになるのではあるが、いったん連鎖反応に火がつくと、それは枯れ草が燃えるように火の手が広がるので、怖いことになる。細胞や細胞小器官の膜には必ず不飽和脂肪酸があるので、それがヒドロキシルラジカルや一重項酸素にさらされては一大事である。

幸いなことに、ヒドロキシルラジカルの寿命は1マイクロ秒（100万分の1秒）と短いので、それが死ぬまでに動ける距離は100万分の1ミリメートル程度である。そういう至近距離になければ被害は起きないわけだ。その点で過酸化脂質は違う。これは一応安定な物質だから悪さはしない。しかし、仲間を集めて大きな分子を作る。それを《重合》という。揚げ油の中に黒褐色の顆粒があれば、それがこの過酸化脂質の重合物である。

過酸化脂質の重合物は、細胞の中や血液の中で大人しくしているが、自然に割れることがある。すると、一重項酸素が現れて、これが暴れ出す。結局、過酸化脂質は時限爆弾の小包みたいなものだから、実に厄介な代物である。

ラジカルの仲間はいずれも短命で、スーパーオキサイドの寿命は1000分の1秒程度のものだから、被害の範囲は狭い。

活性酸素は始末できる

略称《SOD》という酵素がある。それの日本名を《スーパーオキサイド除去酵素》という。これはすべての生物が自前で作っている。生命はエネルギーの消費によって維持されているわけだが、スーパーオキサイドはエネルギー作りに伴って発生してくる。それで、生物はSODなしには生きられないのである。激しいスポーツや重労働ではスーパーオキサイドの発生が盛んだ。これがスポーツの突然死のメカニズムだろう。

SODの処理能力がスーパーオキサイドの全発生量を賄いきれないことがあり得る。農薬パラコートによる自殺が確実なのはそのためだ。もし命が惜しいならば、SODの助太刀が欲しくなる。その一つがビタミンCである。

ビタミンCはスーパーオキサイドに出会うと、これに水素を与えて水に流し、自分はビタミンCラジカル（モノデヒドロアスコルビン酸ラジカル）になる。このビタミンCラジカルには、一重項酸素・ヒドロキシルラジカル・スーパーオキサイドを除去する作用があるといわれる。ただしこれは水溶液内に限られる。とはいえ、これはビタミンCの大きな福音だ。

先に述べたように、過酸化脂質という活性酸素の小包は、至るところに配達される。この時限爆弾が爆発して一重項酸素が出てきても、そこにビタミンCラジカルが待ちかまえていれば、とたんに決着が付くのである。

過酸化脂質の問題は次第に関心を集めて、多くの研究結果が出てきた。1987年、八木国夫・中島輝之の両氏はアテロームの原因として過酸化脂質を指名手配した。血中の過酸化脂質が、大動脈の内皮細胞を傷害すると、そこに血小板の凝集付着が起こる。そこにさらに過酸化脂質が働いて、アテロームに特有な《泡沫細胞》を作るというのである。この細胞の中には、悪玉コレステロールＬＤＬ（低比重リポタンパク）やコレステロールが取り込まれる。

脂質の中の活性酸素に対しては、ビタミンＥやカロチノイドが除去を受け持つが、このあたりの事情について、ここに詳しく紹介することを控えたい。簡単に、活性酸素除去物質を列挙するに留める。

ビタミンＣ・ビタミンＥ・ビタミンB_2・ビタミンＡ・ユビキノン（コエンザイムＱ）・カロチノイド（植物色素）・ポリフェノール（植物成分）・尿酸・ヒスチジン（アミノ酸）・トリプトファン（アミノ酸）。

具体的に言えば、各種ビタミンの他、カボチャ・ニンジン・卵などを日常的に摂るのが良いということで、話は簡単明瞭である。

活性酸素は全身で発生

活性酸素が、過酸化脂質というレッテルの付いた時限爆弾を血液に乗せることによって、全身の各所に配達されることはすでにお分かりのはずである。だからこそ、古いインスタントラーメンや農薬パラコートが怖いのだ。そしてまた、活性酸素除去の機能を持つビタミン

Cに、四六時中出番があるということになる。ビタミンCを十分に摂っていれば怖くないという論理も、過酸化脂質や活性酸素との関係においてしか成立しないのだ。

ところで、活性酸素という危険物は、何も外から入るものばかりではない。いや、これの外界からの侵入は、むしろ例外的なのだ。活性酸素は、我々の生きていること、すなわち生命活動の代償である。従ってこれが全身の細胞で発生したといって、驚くには当たらない。

活性酸素が、いつどこで発生するかを並べてみよう。まずそれは、エネルギー代謝で発生する。これは、全細胞のミトコンドリアにおいて、ということだ。コレステロールが胆汁酸になる代謝にビタミンCが関与すると述べたが、この時にも活性酸素の発生がある。それどころか、コレステロールの合成時にもこれが出てくる。その意味では、コレステロールは自前で作る代わりに食物から摂る方が良いことになる。副腎皮質ホルモンや性ホルモンなど、いわゆるステロイドホルモンの場合は、合成時にも分解時にも活性酸素の発生がある。快感のホルモンといわれるドーパミン、不安のホルモンといわれるアドレナリン、怒りのホルモンといわれるノルアドレナリンなどをアミン型ホルモンというが、活性酸素はこれの分解時にも発生する。活性酸素は、さらにまた、薬物代謝においてもATPや核酸の分解の時にも、炎症がある時にも発生する。医者の薬が怖いのも活性酸素のせい、と考えて良いだろう。好中球やマクロファージなど食細胞の武器は活性酸素である。その意味では、細菌もウイルスも、活性酸素の発生源であって、これらは酸素中毒で殺されるのだ。

我々の課題が、活性酸素の発生をなるべく回避することであるならば、じっと座禅を組み、雑念を去り、みだりに動かない高僧の態度が理想となるだろう。若いうちは、高僧の真似をしなくても、活性酸素のほとんどを除去することができる。しかし、40歳を過ぎれば、SOD活性は次第に低下する。そこで、処理しきれずにいる活性酸素が、成人病を起こし、老化を促進することになる。中年を過ぎたら、高僧の真似をしてもだめだ。高僧もまた、老いて死ぬではないか。

蟷螂《とうろう》の斧という比喩がある。カマキリの斧の意味だ。釈迦は生老病死を四苦といった。そのうちの二苦に対して、ビタミンCは蟷螂の斧以上の働きを見せてくれるだろう。我々俗人は、高僧の道を取るのではなく、科学の道を取るのが賢明である。

10 私とビタミンC

私の立場

ここまでに読者諸君は、ビタミンCについて多くのことを知った。ビタミンCによっていろいろな病気を治す研究を、世界の無数の臨床医がやっていること、日本の医師の名がほとんど出てこないこと、ビタミンCによって改善される病気が驚くほど多いこと、また、その投与量が全くまちまちであって掴みどころのないこと、などがそれである。しかし、ビタミンCの所要量が、ミリグラム単位ではなくグラム単位でなければならない根拠も理解していただけたことだろう。

ビタミンという名の栄養素は、医学教育の中ではほとんど無視されてきた。それは日本の特殊事情ではない。ビタミンのようなものが、一般市民の手に握られては、医師の権威にひびが入る恐れが出てくる。そのような事情の背景には、ビタミンに対する医師の無知も絡んでいるだろう。一般市民の健康自主管理は、医師の土俵を狭めることになるのだから、医師の歓迎するところではないのである。入院患者がビタミンに手を出すようなことがあれば、医師に睨まれるのが通例といって良い。この場面で、医師の頭は石頭に化する。

ライナス・ポーリング

ポーリングはただの学者ではない。米国医師会を向こうに回して、ビタミンCを中心とするメガビタミン主義の旗を振りかざし、市民運動に指導的役割を果たしている。アメリカではすべてのビタミンが薬事法の枠から外されたが、これは彼の偉大な功績といって良い。今、全米で1600万世帯がビタミンCの大量摂取を食習慣に取り入れているというが、ここ十数年、アメリカで心臓病患者が減少しつつあるのはそのためだろう。これもまた、彼の功績といって良い。

ビタミンの薬理作用

ビタミンが薬事法から外されたアメリカでは、ビタミンに薬理作用があるという発想は自己矛盾にならざるを得ない。しかし我が国においては、ビタミンは薬だから、その作用はすべて薬理作用という論理になるだろう。ところが、日本のビタミンCについて書かれた本を見ると、その作用は、生理作用と薬理作用とに分けて考えることになっているようだ。野菜や果物に自然に含まれているビタミンCを、まさか薬と見るわけにはいかないから、その作用を生理作用とし、人工合成のビタミンCは薬だから、その作用を薬理作用とするのだろう。

これはいかにもご都合主義であって、科学の世界の考え方ではない。そしてそれが、我が国ビタミン学の実情なのである。

なるほど、ビタミンCは風邪の予防薬になり治療薬になるだろう。それならば、水は脱水症状の予防薬であり治療薬ということになる。薬というものは、すべて生理作用に介入して病気に対抗する物質といって良い。とするならば、薬理作用と生理作用を切り離すのは不合理である。その不合理性はビタミンに対する考え方に端的に表れている。

参考のために、宮木高明氏の『薬物と生体』（岩波講座・現代生物科学14）を見ると、「生物活性を持つ物質に医学性が認められて初めてその物質は薬物となる」とある。また「医学性とは病気の予防・診断・治療に役立つということである」と記されている。この定義でいけば、生理作用と薬理作用を区別する規準は見つからないだろう。

分子栄養学の提唱

1953年、生物学者ワトソンと物理学者クリックとの協同研究によって、デオキシリボ核酸《DNA》が遺伝情報の担い手であることの発見があった。そして1958年、クリックは《生命の中心原理》を唱え、分子生物学の成立を宣言した。この時点から、生物学は、記述科学から法則科学へと変貌した。神秘のベールに包まれていた生命現象が、物理学・化学の法則によって説明される段階がきたのである。

　これはまさにパラダイムの転換であった。科学史家クーンは、科学の進歩はパラダイムの転換によって起こるといったが、分子生物学の成立は、まさに生物学におけるパラダイムの転換であり、進歩であった。パラダイムとは、考え方の枠組みを意味する言葉である。

　このパラダイムの転換は、生命に関する諸科学に波及する運命を持っている。そして、遺伝学は分子遺伝学となり、進化論は分子進化学となり、免疫学は分子免疫学となった。そして、栄養学におけるパラダイムの転換は分子栄養学となった。これは私の仕事であって、一応の目鼻が付いたのは１９８５年のことである。

　分子栄養学は、個体差の栄養学、状況の栄養学である。本書の中のビタミンC投与量の大幅なバラツキは、個体差や状況差によるものとして受け取れば当然のこととなる。

　ところで、新しい栄養学と名乗る栄養学がアメリカあたりから聞こえてくる。しかし、その幾つかの新しい栄養学はいずれも分子生物学の洗礼を受けたものではなく、本質は決して新しいとはいえない。

　ポーリングは分子矯正栄養学を提唱しているが、これもパラダイムの転換による新しい栄養学とはいえないものである。

作業機械の中のビタミンC

コラーゲンを作る上でビタミンCが不可欠な役割を演じていることは、先刻ご承知の通りである。例えばそれは、タンパク分子トロポコラーゲンを構成するアミノ酸の一つプロリンに水酸基（OH基）を付ける場面に登場しなければならない。プロリンと水酸基とは、ビタミンCの仲介によって結合するということだ。しかし、ビタミンCは脇役にすぎず、主役は別にいる。これが、DNAの指令によって作られる《プロリン水酸化酵素》である。

プロリン水酸化酵素は、プロリンや水酸基やビタミンCと比較すれば、格段に大きな分子であって、この反応ではまさに巨大な作業機械の観がある。この機械が三者を抱え込み、ビタミンCに手伝わせて、プロリンに水酸基を付けると考えてみよう。この作業の詳細は、まだよく分かっていないので、ここでは私の大胆な仮説を披露することになる。

図には、作業機械とそこに納まるメンバーとが示されているが、それぞれの立体形の適合性が必要条件になることが理解されるだろう。分子の立体形は30ページの図②に示されているが、これは骨格のみであって、実際にはこれに肉付けがある。この肉付けは電子の分布によるものであって、福井理論がこれを明らかにしつつある。また、肉付けには至らないが、酵素タンパクの立体形に関してはモノーの卓見がある。

図㉓　プロリンにOH基を付ける

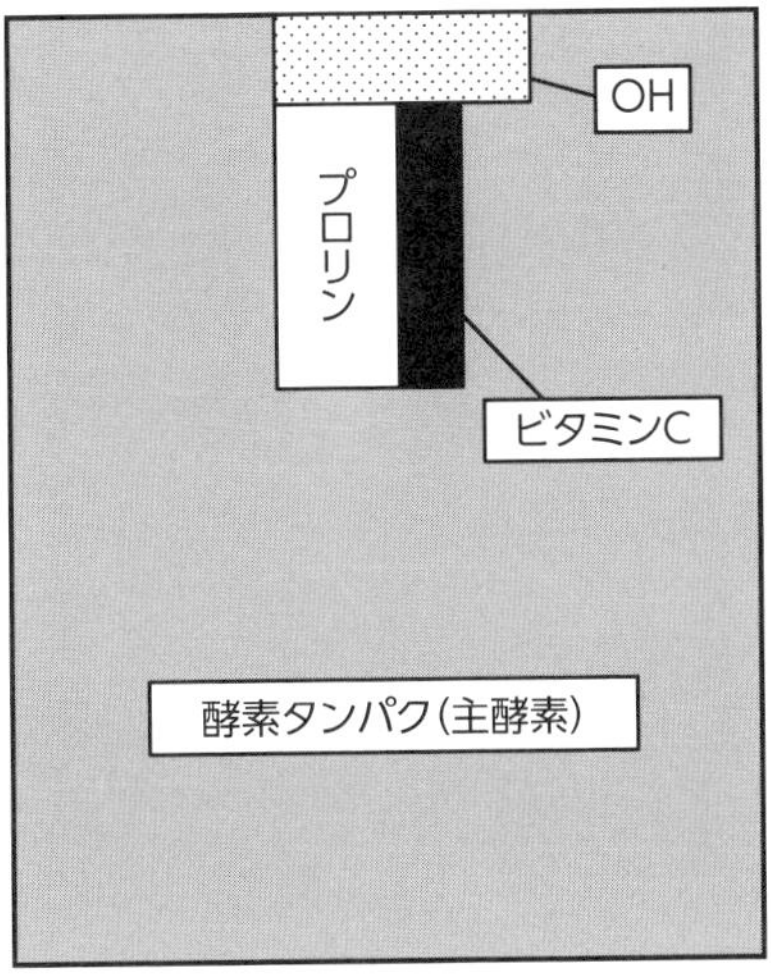

酵素反応では、一般に、反応に参加するメンバーの立体形が問題になるけれど、これを個々人について言えば、問題になるのは酵素タンパク、すなわち主酵素である。なぜならば、酵素タンパクのみが、万人に共通とはいえない立体形を持つからである。

酵素タンパクの立体形で重要なのは《活性部位》であって、それ以外の部分ではない。活性部位とは、適合性に関わる部分であって、そこ以外の形はどうでも良いわけだ。

結局、ここに示した図は、適合が完全であって、反応が完全に遂行される場合を示したことになる。そこで、メンバーの立体形、特に酵素タンパクの活性部位の立体形について考える必要がある。

一般に、分子を構成する原子は、絶対零度より高い温度、すなわちマイナス２７３度より高い温度では静止していない。これを位置の《ゆらぎ》としておく。原子の位置のゆらぎは、分子の位置のゆらぎ、形のゆらぎとして現れる。ここにいう適合も、立体形のゆらぎの中で起こるのである。

一般に、ゆらぎは、平均の位置を中心に起きる。もしここに掲げた図が、ゆらぎの平均の位置に対応するものであったとすれば、このような結合は極めて実現しやすい。これを、結合の確率が高い、という言葉で表現することができる。

そこで、ある人のこの酵素タンパクの立体形の平均形が、これと少し違ったとしよう。もしこの形が、偏差値の中に納まる形であったとすれば、このような結合の可能性はゼロではない。ただその確率が小さいだけのことである。このことを、《確率的親和力》が小さいという言葉で表すことになっている。

プロリン水酸化反応の場で、基質プロリンは、自由に動ける条件にないが、酵素タンパクやビタミンCや水酸基は、かなり自由に動いている。従って、四者は離合集散を繰り返しているわけだ。もし、四者が1ヵ所に会合した時、また立体形がうまく適合すれば、酵素反応が実現することになる。もしまた、適合の条件が整わなければ、四者は別れていく。確率的親和力が小さければ、反応はなかなか起こらない。

こうなると、四者の数が多く、空間的密度が高ければ、確率的親和力が小さい場合でも、結合がたやすくなる。具体的に言えば、プロリンの分子数や、酵素タンパクの分子数や、ビタミンCや水酸基の分子数が多ければ多いほど、結合は頻繁に起き、反応はスムーズに進行する。

さらにこれを現実問題として捉えるならば、ヒドロキシプロリンを作るのが他の人より困難な人は、ビタミンCを大量に補給すれば人並みになれる、ということだ。これがすなわち、個体差の栄養学である。ある人と比べて、ビタミンCと主酵素との確率的親和力が100分の1しかない人は、ビタミンCの摂取量を、その人の100倍にすれば良いわけだ。

図㉔　みんな自由に動いている

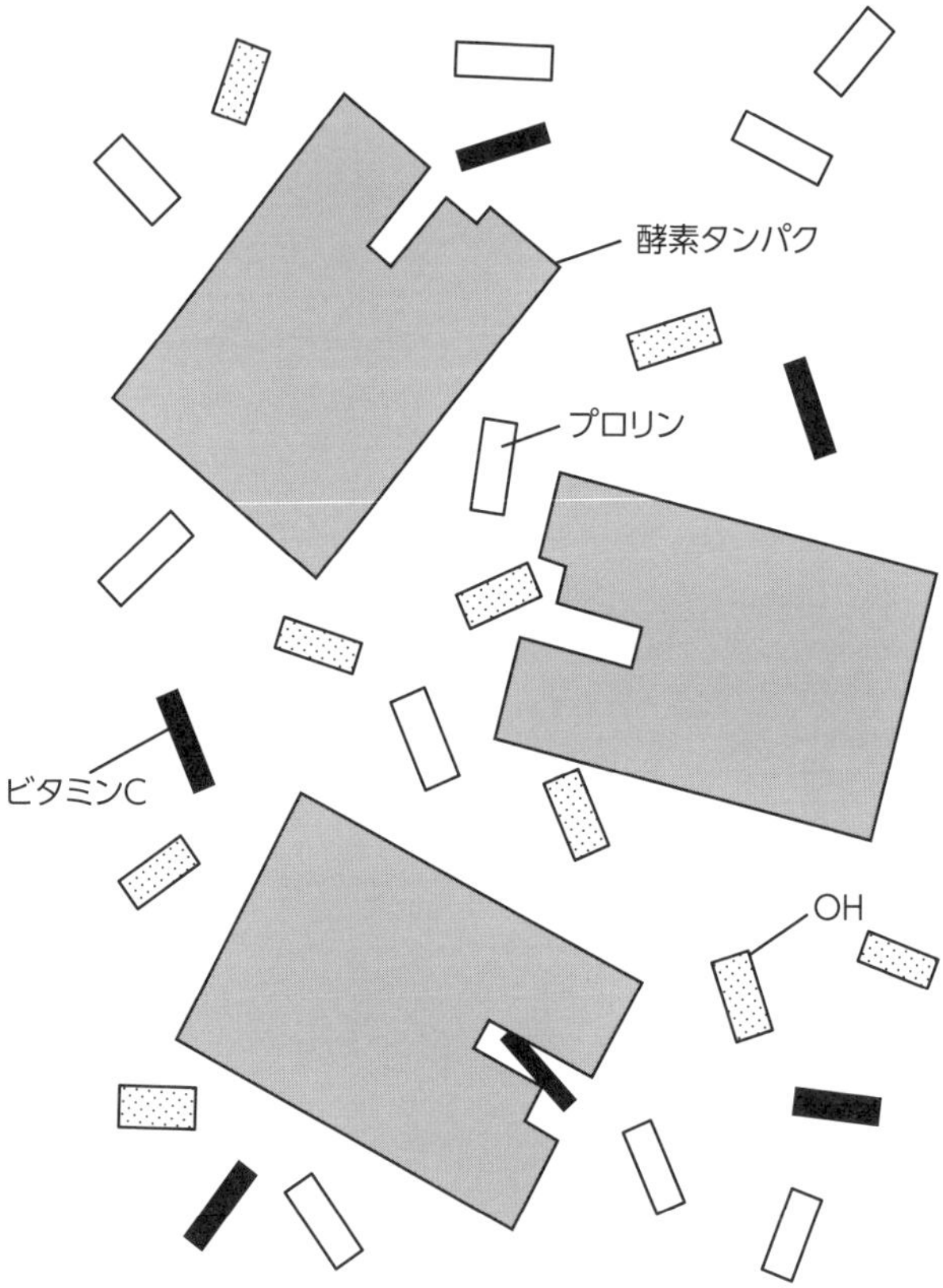

前にも記したことだが、コラーゲン分子を完成する過程でビタミンCの登場する場面は三つもあるのだし、ビタミンCが役割を持つ代謝は多いのだから、この人が人並み外れて大量のビタミンCを必要とする人であるかどうかは、一つの現象に注目しただけでは何とも言えない。

ストレスと栄養

何か心配事が起きたとしよう。この情報は《視床下部》にインプットされ、ストレッサーとして認識される。そこで、視床下部は《副腎皮質刺激ホルモン放出ホルモン》を分泌して、これを《脳下垂体》に送りつける。すると脳下垂体は、《副腎皮質刺激ホルモン》（ACTH）を出し、これを血中に送り込む。これは副腎皮質細胞膜の《レセプター》（受容体）にたどり着き、そこで、コルチゾール・コルチゾンなどの副腎皮質ホルモンを作らせるのである。

ここに出てきた視床下部・脳下垂体などの中継点に起こる現象は、いわゆる、《フィードバック》である。それは、状況に対応するためのホルモンを作るべく、それに対する遺伝暗号を解読し、目的の物質を作るということだ。ビタミンCはこのフィードバックに登場するのだ。そしてまた、コレステロールから副腎皮質ホルモンを作る何段階かの代謝の一つにも登場するのだ。

結局、ストレスがあれば、そのスケールに応じた量のビタミンCが要求されるという関係である。これはすなわち、ビタミンなどの栄養素の必要量が、状況に応じて変動することを意味する。そこで、このように考える分子栄養学が、「状況の栄養学」としての性格を持つと主張することができることになる。

後回しにするのは何か

ビタミンCはいろいろな場面に顔を出す。副腎皮質の前駆物質のコレステロールをスクワレンから作る代謝、胆汁酸をコレステロールから作る代謝、プロコラーゲンからトロポコラーゲンを作る代謝、トロポコラーゲンのプロリンやリジンに水酸基を付ける代謝、カルニチンをリジンから作る代謝、インターフェロンを作る代謝、という具合である。

このような反応が、すべて並行して起こるとは考えにくい。条件が同じであっても、ある人においてはAがBに優先し、ある人においてはBがAに優先するというような事態があるだろう。また、同じ人でも、状況に応じて、反応の優先順位が逆転する場合があるだろう。分子栄養学における《カスケードモデル》は、これを論じたものだ。

風邪をよく引くが、壊血病にならない人の場合、コラーゲン合成がインターフェロン合成に優先しているのである。ストレスには弱いが風邪を引きにくい人は、インターフェロン合成が副腎皮質ホルモン合成に優先すると考えるのである。

この風邪を引きにくい人が、猛烈なストレスに見舞われると、風邪を引く場合がある。これは、副腎皮質ホルモン合成が優先してビタミンCを奪ったために、インターフェロンの合成が後回しになり不十分になったという説明が付くだろう。

ここで優先といっているのは、ビタミンCの優先的配給を意味するのである。

優先順位を決定する因子は何かというと、それはまず、その反応が要求するビタミンCの量である。その次に、その組織の血流量、その代謝に登場する主酵素とビタミンCとの間の確率的親和力がくるだろう。

この関係は、ビタミンCの欠乏による故障の出方が人によって違うことを説明する。つまり、体質上の弱点を説明する。結局我々は、優先順位の下位のものに悩まされることになる。そして、この悩みを避けるためには、ビタミンCの大量摂取が必要になるという論理だ。

このような関係は、すべてのビタミンについて考えられる。そしてこれは、個体差・状況差を表すことになる。そしてこれこそが、いわゆるメガビタミン主義の理論的根拠を与えるものである。

11　総括

ビタミンCが顔を出す場面

ビタミンCが、全身に、そして多くの病気に関わる重要な栄養素であることが分かった。

●活性酸素関係

ガン・脳卒中・心不全・アテローム・消化管潰瘍・関節炎・筋炎・膀胱炎・肝炎・腎炎・感染症・白内障・緑内障・五十肩・殺菌・喫煙・老化

●コラーゲン関係

脳出血・ガン・潰瘍・床ずれ・火傷・壊血病・ギックリ腰・椎間板ヘルニア・怪我・骨折・象牙質

●メラニン関係

シミ・日焼け

●カルニチン関係

筋肉疲労・疲労倦怠感

●チューブリン合成の関係

知能指数・統合失調症・うつ病

●ジメチルニトロソアミン合成阻害の関係

肝臓ガン・腎臓ガン

表⑥　組織のビタミンC濃度（mg/100 g 湿組織）

Horning（1975）などによる

組織	ヒト	モルモット	ラット
副腎	30～40	80～180	100～660
下垂体	40～50	90～120	100～130
肝臓	10～16	16～39	25～40
脾臓	10～15	40～50	40～50
肺	7	15～28	20～40
腎臓	5～15	8～10	15～20
睾丸	3	18～30	25～30
甲状腺	2		22
心筋	5～15		5～10
骨格筋	3～4		5
脳	13～15	20～25	35～50
膵臓	10～15		
水晶体	25～31	17	8～10
白血球 *	20～35	60	
血漿	0.4～0.8	0.8～1.0	1.3～1.6
唾液	0.07～0.09		

* μg ／ 10^8 細胞

ヒト：　　　普通の食事をしている成人。新生児はこれより高いし、老齢者はこれより低い

モルモット：ビタミンCを大量に投与したもの

ラット：　　ビタミンCを生合成するので、飽和値である

表⑦　モルモットにおけるビタミンC投与量と組織移行量
生理的な量とされる20mg投与の濃度を1とした時の比

Veen-Baigent ら（1975）による

組織	ビタミンC投与量（mg ／ kg 体重）			
	20	100	500	1,000
副腎	1	1.9	2.3	2.3
肝臓	1	1.4	2.3	2.4
脾臓	1	1.9	2.3	2.3
腎臓	1	2.0	2.4	2.4
白血球	1	1.7	1.8	1.7
血漿	1	1.5	2.7	2.8

モルモット（7～10匹／群）
ビタミンCは6週間投与

●プロスタグランディン関係
炎症・ガン・喘息

●免疫（リンパ球・食細胞走化性・免疫グロブリン）関係
感染症

●ヒスタミン関係
アレルギー・喘息

●ステロイドホルモン関係
ストレス・月経の異常や困難・不妊

●薬物代謝関係
解毒（汚染物資・添加物・医薬）・菌毒（ブドウ球菌・ジフテリア菌・破傷風菌）

●アドレナリン関係
ストレス・筋肉

●コレステロール関係
血中コレステロール

●血液凝固関係
狭心症・血栓症・痔疾

表⑧　組織のビタミンC濃度および絶対量（推定飽和値）

Ginter（1979）による

組織	重量（g）	ビタミンC	
		濃度（mg/100g）	絶対量（mg）
骨格筋	32,000	4	1,280
骨格	11,000	10	1,100
脂肪組織	11,000	5	550
血液	5,000	1.4	70
皮膚	4,700	15	705
肝臓	1,500	30	450
脳	1,300	25	325
小腸	800	20	160
肺	800	15	120
血管	400	5	20
心臓	300	10	30
腎臓	300	10	30
大腸	300	20	60
胃	200	20	40
脾臓	150	30	45
膵臓	100	20	20
睾丸	50	20	10
副腎	12	70	10
合計	69,912		5,025

体重 70kg の成人男子

表⑥～表⑧は村田晃著『ビタミンC』より

●**鉄吸収関係**

貧血

●**インシュリン関係**

糖尿病

●**インターフェロン関係**

風邪・インフルエンザ・流行性耳下腺炎（おたふく風邪）・麻疹《はしか》・ヘルペス・エイズ・ガン

●**フィードバック関係**

体調・頭の回転

●**ドーパミン関係**

統合失調症

●**アセチルコリン関係**

運動神経・知覚神経

●**アセトアルデヒド関係**

酒酔い

ま

み

む

め

も

や

ゆ

よ

ら

り

ひ

ふ

へ

ほ

す

せ

そ

た

さ

し

き

く

け

こ

索引

三石 巌　MITSUISHI Iwao

1901年－1997年。東京生まれ。東京帝国大学（現東京大学）理学部物理学科および同工学部電気工学科大学院卒業。日本大学、慶應義塾大学、武蔵大学、津田塾大学、清泉女子大学の教授を歴任。理科の教科書、子どものための科学書から専門書まで、生涯著作は300冊以上にのぼる。科学学術用語の統一にも力を尽くした。60歳の時に分子生物学の研究を開始し、三石理論を確立、分子栄養学による健康自主管理を実践した。株式会社メグビーと三石理論研究所はその活動拠点として自ら設立したものである。創造性と論理に基づく発明家精神を発揮し続け、活性酸素の害は驚くほど早い時期に提唱していた。亡くなる直前まで講演、執筆による啓蒙活動を続け、生涯現役を貫いた。

ビタミンC健康法

元気で長生きするために

健康基本知識シリーズ 2

2018年8月1日　初版第1刷発行
2023年4月1日　初版第5刷発行

著者　**三石 巌**
発行人　**阿部秀一**
発行所　**阿部出版株式会社**
〒153-0051
東京都目黒区上目黒4-30-12
TEL：03-5720-7009（営業）
03-3715-2036（編集）
FAX：03-3719-2331
http://www.abepublishing.co.jp
印刷・製本　**アベイズム株式会社**

ISBN978-4-87242-663-2　C0047